布鲁氏菌病
实验室检测技术

主 编 姜 海

副主编 李俊平 孙淑芳 孙宏莉

U0245474

人民卫生出版社
·北 京·

图书在版编目（CIP）数据

布鲁氏菌病实验室检测技术 / 姜海主编 . —北京：
人民卫生出版社，2024.4

ISBN 978-7-117-36218-4

Ⅰ. ①布… Ⅱ. ①姜… Ⅲ. ①布鲁氏菌病–实验室–
检测 Ⅳ. ①R516.7

中国国家版本馆 CIP 数据核字（2024）第 084419 号

人卫智网	www.ipmph.com	医学教育、学术、考试、健康，购书智慧智能综合服务平台
人卫官网	www.pmph.com	人卫官方资讯发布平台

布鲁氏菌病实验室检测技术

Bulushijunbing Shiyanshi Jiance Jishu

主　　编：姜　海
出版发行：人民卫生出版社（中继线 010-59780011）
地　　址：北京市朝阳区潘家园南里 19 号
邮　　编：100021
E - mail：pmph @ pmph.com
购书热线：010-59787592　010-59787584　010-65264830
印　　刷：天津科创新彩印刷有限公司
经　　销：新华书店
开　　本：710 × 1000　1/16　印张：9
字　　数：121 千字
版　　次：2024 年 4 月第 1 版
印　　次：2024 年 6 月第 1 次印刷
标准书号：ISBN 978-7-117-36218-4
定　　价：59.00 元

打击盗版举报电话：010-59787491　E-mail：WQ @ pmph.com
质量问题联系电话：010-59787234　E-mail：zhiliang @ pmph.com
数字融合服务电话：4001118166　E-mail：zengzhi @ pmph.com

《布鲁氏菌病实验室检测技术》
编写委员会

主　编　姜　海

副主编　李俊平　孙淑芳　孙宏莉

编　委（以姓氏笔画为序）

毛玲玲（辽宁省疾病预防控制中心）

田国忠（中国疾病预防控制中心传染病预防控制所）

朴东日（中国疾病预防控制中心传染病预防控制所）

孙宏莉（中国医学科学院北京协和医院）

孙明军（中国动物卫生与流行病学中心）

孙淑芳（中国动物卫生与流行病学中心）

李世军（贵州省疾病预防控制中心）

李兰玉（中国疾病预防控制中心传染病预防控制所）

李俊平（中国兽医药品监察所）

杨红霞（山西省疾病预防控制中心）

肖　迪（中国疾病预防控制中心传染病预防控制所）

张　雯（中国疾病预防控制中心传染病预防控制所）

范　玉（中国疾病预防控制中心传染病预防控制所）

周　珣（北大荒集团总医院）

赵鸿雁（中国疾病预防控制中心传染病预防控制所）

姜　海（中国疾病预防控制中心传染病预防控制所）

徐　磊（中国兽医药品监察所）

徐晴晴（中国疾病预防控制中心传染病预防控制所）

寇占英（中国动物疫病预防控制中心）

塔　娜（内蒙古自治区综合疾病预防控制中心）

樊晓旭（中国动物卫生与流行病学中心）

布鲁氏菌属是一类兼性厌氧、胞内寄生的革兰氏阴性菌,属于人畜共患病原菌,可以感染包括牛、羊、猪、鹿、犬等哺乳动物和人在内的多种宿主,其引起的疾病称为布鲁氏菌病。因其能造成重大的经济损失和公共卫生问题,《中华人民共和国动物防疫法》规定其为需要采取严格预防、控制等措施的二类疫病,世界动物卫生组织将其列为 B 类传染病。

布鲁氏菌病是一种广泛分布的人兽共患传染病。布鲁氏菌感染牛、羊、猪等动物,可引起动物流产;感染人类可引起波浪热、乏力、关节肌肉疼痛、睾丸肿痛等。人类布鲁氏菌病的临床表现不一,具有多样性和非特异性,布鲁氏菌病在我国各地均有报道,分布和发病率呈扩大及上升趋势。因此,实验室检测对患者的早期诊断、治疗有着非常重要的意义。鉴于此,姜海教授组织各位编委在总结国内外最新研究进展的基础上,结合各自开展实验室规范化建设与质量管理活动十余年的工作实践,编著了这部反映国内外布鲁氏菌实验室诊断技术与质量控制的专著。

本书共四章,前三章分别从血清学、病原学以及分子生物学三个角度,详细介绍了布鲁氏菌的检测方法以及技术规范。在第四章中介绍了布鲁氏菌病疫苗质量控制及评价技术。本书涵盖了传统的布鲁氏菌检测技术和近年来发展的新方法,始终贯穿着检测技术、质量控制与临床应用,体现了其实用性与可操作性。

布鲁氏菌的实验室诊断及质量控制是布鲁氏菌病防治中非常重

要的一环。《布鲁氏菌病实验室检测技术》的出版,将推动我国布鲁
氏菌病实验室检测、临床诊疗和预防控制的发展。

北京协和医学院临床实验诊断学系主任
北京市重点实验室主任
全国真菌病监测网国家中心主任
全国细菌耐药监测网质量管理中心负责人

2024 年 1 月

布鲁氏菌病（简称"布病"）是世界上流行最广泛的人兽共患病之一，但却因为其不典型的临床症状成为了最容易被忽视的 7 种疾病之一。布鲁氏菌病是《中华人民共和国传染病防治法》规定的乙类传染病，也是《中华人民共和国动物防疫法》规定管理的二类动物疫病。人主要通过接触病畜及其产品或污染物及环境而感染。随着我国畜牧业稳步发展，家畜饲养量不断增加，动物及其产品流通频繁；再加之牛羊养殖方式多样，动物防疫、检疫和监管工作难度大，家畜布鲁氏菌病防治形势依然复杂严峻，不仅严重影响畜牧业生产，也危及人民群众身体健康和公共卫生安全。当前我国布鲁氏菌病疫情流行出现了新的特征，不仅在北方地区发病率较高，在南方地区的流行范围和强度也有所增加。布鲁氏菌病的诊断一直以来都是布鲁氏菌病防控领域的热点。布鲁氏菌的分离培养是布鲁氏菌病实验室诊断感染的金标准，但是由于分离培养及鉴定时间较长，生物安全风险较高，不适合普遍使用。目前我国使用最广泛的血清学检测方法为虎红平板凝集试验和试管凝集试验。随着对布鲁氏菌病诊断技术研究的深入，许多改良的传统检测方法和新方法不断出现。例如微量凝集试验就是在试管凝集试验的基础上改进的一种抗体检测方法，它具有微量、简便且同时可以检测多个样品的特点。其他免疫学检测方法，如胶体金免疫层析试验、荧光偏振试验、间接酶联免疫吸附试验逐渐被应用于临床诊断。这些试验不仅时间短、操作简便，准确率也比传统试验高。此外，许多核酸检测方法也有广泛的应用前景，如实时荧光 PCR 法、环介导等温扩增试验、微滴式数字聚合酶链反应（polymerase chain reaction，PCR）技术、CRISPR-Cas12/Cas13 等。

疫苗免疫是布鲁氏菌病防控最为有效的方式之一,为了保证布鲁氏菌病疫苗的免疫保护效果、最大限度地保障生物安全,其质量控制及评价至关重要。本书有布鲁氏菌病疫苗质量控制及评价技术相关内容,可为该领域工作者提供参考。

本书参考了 WS 269—2019《布鲁氏菌病诊断》,并结合世界卫生组织、美国和欧洲临床实验室标准委员会等国际权威学术组织的文献资料进行编写。本书的编写过程得到了中国地方病协会布鲁氏菌病专家委员会专家们的鼎力支持,然而限于编者的专业水平,一定还存在不妥之处,恳请读者对本书提出中肯的意见,以利于改进布鲁氏菌病实验室检测和研究工作。

编　者
2024 年 1 月

目　录

第一章 抗体检测方法

血清学的检测方法因为其操作简单,检测时间短,生物风险小,目前仍是临床诊断及疾控机构进行大规模筛查和确证的常用检测方法。现在较为常用的有虎红平板凝集试验(rose bengal plate agglutination test, RBT)、胶体金免疫层析试验(gold immunochromatography assay, GICA)、间接酶联免疫吸附试验(indirect enzyme linked immunosorbent assay, iELISA)、试管凝集试验(serum agglutination test, SAT)、抗球蛋白试验(antiglobulin test,即 Coombs 试验)、补体结合试验(complement fixation test, CFT)、荧光偏振试验(fluorescence polarization assay, FPA)等方法。

血清学检查仍然存在很多缺点。首先,由于抗原的共同性,机体受某些革兰氏阴性菌感染产生的血清与布鲁氏菌会有交叉反应。其次,在已接受过治疗的患者中,血清学检测结果可在患者恢复之后持续很长时间仍为阳性,因此并不一定能根据血清学检查结果来区分活动性感染与既往感染。因此,由于假阳性和假阴性的存在,建议同时采用两种以上血清学检测方法。

第一节 血清学检测样本的采集

1. 用不含任何添加剂的采血管收集 2~3ml 静脉血,在管壁上做好标记。

2. 血标本不能冷冻,待自然凝固后再以 2 000~3 000r/min,离心 8min,用于分离血清;如果无离心机,血标本应于 4℃冷藏放置,直到血清完全析出。

3. 小心吸取血清,避免吸到红细胞,在无菌条件下,移至带外螺旋盖的血清管中,在管壁上做好标记。

4. 分离好的血清标本应当尽快进行检测,如不能及时检测,可冷冻保存,但应避免反复冻融。

5. 应空腹采血。

第二节 虎红平板凝集试验

一、原理

虎红平板凝集试验又称为班氏孟加拉红平板凝集试验。由于所用的抗原是酸性(pH 3.6~3.9)带色的抗原,该抗原与被检血清作用时能抑制血清中的 IgM 类抗体的凝集活性,因此提高了该项反应的特异性。

二、器材及试剂

1. 器材 清洁玻片、0.1ml 吸管或移液器。

2. 试剂 虎红平板凝集抗原、阴性对照血清、阳性对照血清、待检血清。

三、操作方法

1. 在玻片上加 30μl 待检血清,然后加入虎红平板抗原 30μl,充分混匀,在 5min 内观察结果。

2. 每批次实验同时用阴性、阳性血清作为对照。

四、结果判定

玻片上出现肉眼可见的凝集反应判为阳性;液体均匀混浊无凝集判为阴性。

五、意义

1. 简便、快速、容易操作,适用于基层大面积筛查。

2. 敏感性较高。

3. 在酸性环境下IgM活性会受到抑制,此法主要是检查IgG类凝集抗体,所以特异性较好。

第三节 胶体金免疫层析试验

一、原理

胶体金能通过物理作用稳定又迅速地吸附蛋白而不改变蛋白的生物活性,布鲁氏菌胶体金免疫层析检测板正是利用该技术用金标记protein A以间接法来检测血清中的抗布鲁氏菌抗体,检测时,样本中含有的布鲁氏菌抗体与固定在特殊纤维膜上的金标记proteinA反应形成复合物,经毛细引力作用向前移动至检测板的检测区,被固定在膜上的布鲁氏菌抗原捕获,形成一条深红色反应线,包被膜上同时包被有一条质控线作为对照,如样本中无布鲁氏菌抗体,未被结合的金标物移动到检测板的对照区,仅与质控线形成一条红线。

二、器材及试剂

1. 器材　0.1ml吸管或微量加样器。

2. 试剂　测试卡(包被布鲁氏菌菌体抗原)、缓冲液、待检血清。

三、操作方法

1. 在对照孔滴入待检血清、血浆或全血。

2. 将缓冲液加入缓冲液孔。

3. 在3~20min内判读结果。

注:根据试剂盒说明书来进行检测。

四、结果判断

测试卡对照区域（C）内显示红色线条,为此试验结果可信;测试区域（T）显示红色线条,试验为阳性,显示白色为阴性。如对照区域（C）内未出现红色线条,则为无效试验。

注:根据试剂盒说明书来进行判读结果。

五、意义

1. 此方法简便、快速、容易操作,适于基层大规模的筛查。
2. 此方法既可以检测 IgM 类抗体,又可以检测 IgG 类抗体。

第四节　间接酶联免疫吸附试验

一、原理

使抗原或抗体与某种酶连接成酶标抗原或抗体,这种酶标抗原或抗体既保留其免疫活性,又保留酶的活性。在测定时,使受检标本（测定其中的抗体或抗原）和酶标抗原或抗体按不同的步骤与固相载体表面的抗原或抗体起反应。用洗涤的方法使固相载体上形成的抗原抗体复合物与其他物质分开,最后结合在固相载体上的酶量与标本中受检物质的量成一定的比例。加入酶反应的底物后,底物被酶催化变为有色产物,产物的量与标本中受检物质的量直接相关,故可根据颜色反应的深浅定性或定量分析。由于酶的催化频率很高,故可极大地放大反应效果,从而使测定方法达到很高的敏感度。

二、仪器设备与耗材

含 450nm 波长滤光片的酶标仪、微量移液器（1~10μl、20~200μl、100~1 000μl）、多通道移液器（5~200μl）、吸头、容量瓶（2L）、空白的

96孔血清稀释板、振荡器（可安装96孔酶标板的水平型号）。

三、试剂

包被抗原的96孔酶标板、0.2ml阳性（C++）对照血清、0.2ml弱阳性（C+）对照血清、0.2ml阴性（C−）对照血清、iELISA酶标记物（辣根过氧化物酶标记的IgG）、4.20×浓缩洗涤液：PBS-Tween、样品稀释液、底物溶液、H_2O_2、TMB、终止液（1mol/L的H_2SO_4）。

四、操作方法

1. 操作前准备工作

（1）仔细阅读说明书，室温（18~26℃）下操作。

（2）操作者应根据实际被检样品的数量或酶标板的块数决定稀释试剂的多少。操作者应有酶联免疫吸附试验的操作经验。

（3）用多通道移液器加被检样品时，每个样品使用一个吸头。

（4）配制试剂用的双蒸水或去离子水，电阻率应大于18.2MΩ/cm。

（5）终止液为1mol/L的H_2SO_4，有腐蚀性，操作时要小心，避免粘在皮肤和衣服上。

（6）每次试验应设阳性、弱阳性、阴性、样品稀释液对照。

（7）对照血清、酶标记物使用后放于−20℃环境保存备用。

（8）试剂准备时，要使用无菌技术以防止污染；为避免假阴性结果，加酶标抗体时，吸头应确保不接触或喷洒于微量孔的外面，注意不要盖错瓶盖或管盖。

（9）试验结果的可重复性依赖于充分混合试剂，使用前摇匀对照血清的小管和所有的稀释过的溶液，避免出现气泡或泡沫。

2. 试剂的准备

（1）试剂（酶标记物除外）应在检测样品前至少30min平衡室温（18~26℃）包括冷藏的96孔酶标板。

（2）洗涤液：将15ml的20×浓缩洗涤液加入285ml的双蒸水或去离子水中，混合均匀，即为pH 7.2的1×洗涤液，每个96孔板需要 240ml 的洗涤液,使用后应继续放于 4℃ 保存备用。

（3）样品稀释液:直接应用。

（4）被检血清的稀释:用样品稀释液在空白的 96 孔血清稀释板中做 1:50 稀释对照血清和被检血清,即 5μl 血清 +245μl 的样品稀释液,混合均匀备用。

（5）iELISA 酶标记物的稀释:取 1.3μl 酶标记物加入到 11ml 的 1× 洗涤液中,混合均匀,即稀释的酶标记物,充分混合后应用。使用前 5~10min 配制。使用后立即放回 -20℃。

（6）底物的配制:8.5ml 的底物溶液中加入 85μl 的 TMB 和 8.5μl 的 H_2O_2,混合后应用,每孔加入 75μl。使用前 5~10min 配制。

（7）终止液:直接应用,每孔加入 75μl。

（8）将配制好的所有溶液按顺序放置于托盘中,开始试验操作。

（9）避免交叉污染。

3. 操作步骤

（1）将包被好抗原的 96 孔酶标板每孔加入 200μl 的 1× 洗涤液,振荡洗涤 4 次,每次振荡时间为 30s 至 1min,在干净的吸水纸巾上拍打除去残留的洗涤液。按表 1-1 所示加样,第一列双孔加入 100μl 稀释的 C++、C+、C- 对照血清和样品稀释液（Cc）,从第二列起单孔加入 100μl 稀释的被检血清,加样的顺序不能更改。覆盖塑料薄膜,室温（18~26℃）下孵育 30min（前 30s 需轻轻地振动 96 孔板）。

注:剩余 5~10min 时配制稀释的酶标记物。

（2）倒掉 96 孔酶标板内的液体,每孔加入 200μl 的 1× 洗涤液,振荡洗涤 4 次,每次时间为 30s 至 1min,在干净的吸水纸巾上拍打除去残留的洗涤液;然后每孔加入 100μl 稀释的酶标记物,覆盖塑料薄膜,室温（18~26℃）下孵育 30min（前 30s 须轻轻地振动 96 孔微量板）,剩余 5min 时配制底物。

（3）倒掉 96 孔酶标板内的液体,每孔加入约 200μl 的 1× 洗涤液,振荡洗涤 4 次,每次为 30s 至 1min,在干净的吸水纸巾上拍打除

表 1-1　加样顺序示意

	1	2	3	4	5	6	7	8	9	10	11	12
A	C++	检验样品 1										
B	C++	检验样品 2										
C	C+	检验样品 3										
D	C+	检验样品 4										
E	C-	检验样品 5										
F	C-	检验样品 6										
G	Cc	……										
H	Cc	……										

去残留的洗涤液；然后每孔加入 75μl 的底物，室温（18~26℃）下振动孵育 10min。

（4）每孔再加入 75μl 的终止液（1mol/L 的 H_2SO_4）阻止酶继续反应，轻轻振动 96 孔酶标板 30s，酶标仪 450nm 波长下读取光密度（optical delnsity，OD）值。

五、结果的计算

1. 计算 C++ 的平均 OD 值　C++ 被认为阳性率为 100%，其他对照和样品的阳性百分值按照式（1-1）来计算。

$$阳性率 = \frac{被检样品\ OD\ 值}{C++\ 平均\ OD\ 值} \times 100\% \qquad 式（1-1）$$

2. 结果判定　检测人血清时，阳性百分值（P%）大于 24% 为阳性结果。

3. 试验有效性标准 为确保试验的有效性,对照的 OD 值最好在如下范围内:C++ 0.6~2.0;C+ 0.2~1.4;C− 0.0~0.4;Cc 0.0~0.2。

六、意义

iELISA 方法操作方便,其敏感性较试管凝集试验高,较传统的补体结合试验敏感且特异性高。iELISA 不仅可以应用于血清抗体的检测,还可应用于乳样中抗体的检测。iELISA 检测样本的时间只需 3h 左右,较传统检测方法大大缩短了检测时间,适合批量检测。

第五节 试管凝集试验

一、原理

布鲁氏菌病的患者血清可以与布鲁氏菌培养物产生凝集现象,是最常用的血清学诊断方法之一。关于凝集反应的原理,还没有完善的解释,目前有两种学说。

1. 万字格学说 这个学说假定抗原与抗体之间具有特异性化学亲和力,当它们比例合适时,则构成一个万字格状的大复合物,肉眼可以看到凝集现象。抗原过多或抗体过多,则复合物不够大,肉眼看不到(图 1-1)。

2. 极性基吸附学说 抗原与

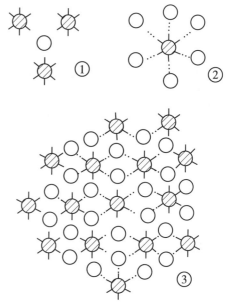

图 1-1 万字格学说示意图

注:①抗原过多;②抗原过少;③抗原抗体比例合适。

抗体都是蛋白质,具有胶体性质。二者都含有特异性的极性基,与水有很强的亲和力,属于亲水胶体,而且当所有的胶体粒子都带有同样的电荷时,因互相排斥,胶体稳定不易发生凝集。属于抗原与抗体反应时,它们相对应的极性基能互相吸附,这些极性基互相吸附后,则不能再和水分子结合,因而失去亲水的性质,变为憎水胶体。此时在电解质(一般用生理盐水)的作用下,失去电荷互相黏附,呈现肉眼可见的凝集反应。

二、器材及试剂

1. 器材 1ml、10ml 吸管或加样器、玻璃试管、试管架、稀释抗原用的洁净容器、37℃培养箱。

2. 试剂 试管凝集抗原、被检血清、生理盐水或 0.5% 的石炭酸(即苯酚)生理盐水。

三、操作方法

1. 每份血清取 9 支小试管,放于试管架上(图 1-2)。

2. 血清稀释 第一只管加盐水 2.3ml,第二只不加,第三只到第九只管各加 0.5ml 盐水。然后用 1ml 吸管取被检血清 0.2ml 加入第一管中,混匀后吸 1ml 加入第二、三管各 0.5ml,第三管混匀后再吸 0.5ml 加入第四管,依次类推到第八管吸 0.5ml 弃掉。此时血清的稀释倍数从第二管开始到第八管分别为 1∶12.5、1∶25、1∶50、1∶100、1∶200、1∶400、1∶800。

3. 加入抗原 将试管凝集抗原充分混匀后,稀释成使用液(具体稀释倍数参看试剂说明),然后从第二管开始每管加入 0.5ml,加入抗原之后,血清的最终稀释倍数为从第二管开始 1∶25、1∶50、1∶100、1∶200、1∶400、1∶800、1∶1600,第一管为血清对照,最后一管为抗原对照,充分混匀。

4. 将试管全部放于 37℃温箱中孵育,20~22h 后取出,在室温下放置 1~2h 后观察结果。

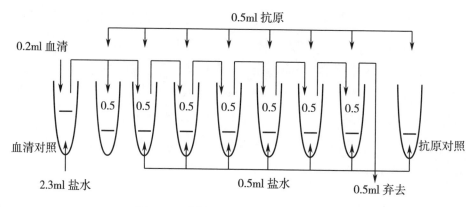

图 1-2　试管凝集试验操作步骤图示

四、结果判定

1. 为了判定准确,必要时应制备凝集反应标准比浊管,作为判定透明程度的依据,其配制方法如下:取凝集反应稀释的抗原液再作对倍稀释,即 5ml 稀释抗原再加 5ml 生理盐水,混合后按表 1-2 配制。

表 1-2　试管凝集反应标准比浊管配制

管号	抗原稀释液 /ml	生理盐水 /ml	透明度 /%	标记
1	0.00	1.00	100	++++
2	0.25	0.75	75	+++
3	0.50	0.50	50	++
4	0.75	0.25	25	+
5	1.00	0.00	0	−

2. 标准血清对照呈现为清亮透明无沉淀,标准抗原对照呈现为均匀混浊。在两种对照管都呈现为其标准状态的情况下,才可判定试验管,否则应重做。

3. 结果判读　"++++"液体完全透明,管底有伞状凝集,有时会有卷边,为 100% 凝集;"+++"液体近于完全透明,管底有伞状凝集,为 75% 凝集;"++"液体略微透明,菌体呈较薄伞状凝集,为 50% 凝集;"+"液体不透明,管底有不是很明显的凝集,为25%凝集;"-"液体不透明,无凝集现象。

4. 效价 以产生50%凝集的(++)血清最终稀释倍数为受检血清的效价。

5. 诊断标准

（1）人、大型畜血清试验的标准是:凝集效价为1∶100(++)及以上为阳性;小型畜（多指犬）凝集效价为1∶50(++)及以上为阳性;慢性布鲁氏菌病患者滴度为1∶50(++)及以上为阳性。

（2）对于出现可疑反应的情况,应在10~25d内重复检查,以便进一步确定诊断。

（3）进行试管凝集试验时,有个别血清会出现前滞现象,即稀释度低的血清管内不发生凝集,而稀释度高的管内出现凝集。如果出现此现象,应当多做几管,采用更多的稀释度来判断。

五、意义

1. 该方法特异性较好,敏感性也高,因此适用于临床诊断。

2. 由于该试验有时出现前滞现象和封闭现象,所以有时也出现假阴性结果,必要时和其他方法联合应用。

第六节 微量凝集试验

一、原理

微量凝集试验(modified microagglutination test, MAT)是试管凝集试验(SAT)的微量化,并把试管凝集抗原改良为微量凝集抗原。

二、器材及试剂

1. 器材 移液器、96孔V型板、稀释抗原用的容器、加样槽、37℃温箱。

2. 试剂 微量凝集抗原、被检血清、阴性血清、阳性血清、生理盐水。

三、操作方法

1. 每份血清(包括阳性血清、阴性血清、被检血清)可用 96 孔 V 型板中的 8 孔进行试验。

2. 血清稀释 第一孔加盐水 184μl,第二孔不加,第三孔到第八孔各加 50μl 盐水。然后吸取被检血清 16μl 加入第一孔中,混匀后吸 100μl 加入第二孔、第三孔各 50μl,第三孔混匀后吸 50μl 加入第四孔,依次类推,到第八孔吸 50μl 弃掉。此时血清的稀释倍数从第二孔开始到第八孔分别为 1:12.5、1:25、1:50、1:100、1:200、1:400、1:800。

3. 加入抗原 将微量凝集抗原充分混匀后,10 倍稀释成抗原使用液,从第二孔开始每孔加入 50μl,轻轻振荡混匀。加入抗原之后,血清的最终稀释倍数为从第二孔开始 1:25、1:50、1:100、1:200、1:400、1:800、1:1 600,第一孔为血清对照。

4. 同时做阳性血清、阴性血清对照。

5. 抗原对照 一般选取阴性对照所在行的最后一个空白孔加入 50μl 抗原使用液及 50μl 生理盐水作为抗原对照。

6. 将 96 孔板盖上盖子,放入湿盒中,37℃温箱中孵育,18~20h 后取出,在室温下放置 1h 左右观察结果。

7. 结果判定

(1)血清对照清亮透明无沉淀,抗原对照 V 型孔底呈明显红点的抗原沉淀。在两种对照都成立的情况下,才可判定试验孔,否则应重做。

(2)结果判读:以血清的最终稀释倍数作为效价值,以 V 型孔底不出现明显红点为判定标准。

(3)诊断标准:人、大型畜标准是凝集效价为 1:100 及以上为阳性;小型畜(多指犬)凝集效价为 1:50 及以上为阳性;慢性布鲁氏菌病患者滴度为 1:50 及以上为阳性。

四、意义

1. 该方法特异性较好,敏感性也高,因此适用于临床诊断。

2. 由于采用有色的抗原,使结果易于判读。

3. 使用血清和试剂量很少,节约成本。

4. 每块 96 孔板能检测多个样本,通量高,节省空间,适用于大规模检测。

第七节　抗球蛋白试验

一、原理

机体受布鲁氏菌抗原刺激后可产生"完全抗体"和"不完全抗体"。不完全抗体虽可与相应抗原结合,但不出现可见反应。若将预测不完全抗体的人或动物血清球蛋白作为抗原,注射于另一种动物(常用家兔)制成抗此球蛋白(抗 IgG、IgA、IgM)的抗体,再将此抗球蛋白抗体加入抗原与不完全抗体复合物中,即可出现可见反应。因此,抗球蛋白试验分为两个阶段:一为不完全抗体与相应抗原结合——不可见阶段;二为抗原 - 抗体复合物由抗球蛋白抗体凝结起来形成可见反应的阶段(图 1-3)。

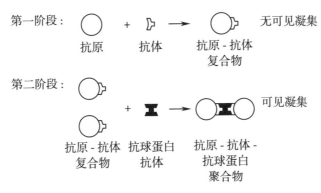

图 1-3　抗球蛋白试验原理示意图

二、器材及试剂

1. 器材 普通离心机、37℃培养箱、1ml 及 10ml 吸管或加样器、玻璃试管。

2. 试剂 试管凝集抗原、被检血清、抗被检对象的血清球蛋白抗体、生理盐水。

三、操作方法

1. 试管凝集反应阶段 按常规进行试管凝集试验,在 37℃温箱中放 20~22h,取出放室温 1~2h 后判定结果。

2. 抗球蛋白反应阶段 选取上项试验的可疑管和全部阴性管,5 000r/min 离心 30min,弃上清液,如此反复洗涤 3 次。向各管中加入生理盐水 0.5ml,混匀,然后再向各管中加 0.5ml 一定稀释度的(一般是 1∶20~1∶50 稀释)抗球蛋白血清(参看试剂说明)。将反应管置于 37℃温箱中 20~22h,取出放室温 1~2h 后判定结果。判定标准同试管凝集反应。此反应包括以下对照:

(1)被检血清对照(被检血清 + 盐水)。

(2)试管凝集抗原对照(试管抗原 + 盐水)。

(3)抗球蛋白血清加生理盐水对照(抗球蛋白血清 + 盐水)。

(4)抗球蛋白血清加试管凝集抗原对照(抗球蛋白血清 + 试管抗原)。

(5)抗球蛋白血清加被检血清对照(抗球蛋白血清 + 被检血清)。

四、结果判定

当上述对照全部为阴性时,试验才有意义。我国用于诊断人布鲁氏菌病标准为 1∶400(++)及以上为阳性。

五、意义

1. 布鲁氏菌感染后,约在 15d 出现不完全抗体,3 个月左右达高峰,可持续 1 年左右。故该试验可作为早期和追溯诊断的依据。

2. 该试验所查抗体主要是 IgG、IgA 类,特异性较强,尤其适用诊断只产生不完全抗体的患者、亚急性期患者和慢性期患者。

3. 鉴于该试验操作复杂,耗时较长,做大量样本检测较困难,故影响其实用价值。所以此试验一般不作为常规检查项目,在试管凝集试验结果为可疑,患者又处于慢性期时,可考虑做抗球蛋白试验予以诊断。

第八节 半胱氨酸凝集试验

一、原理

本试验原理除同一般的试管凝集反应外,因巯基化合物的分子中含有巯氢基(HS),该化学基团可以使大分子免疫球蛋白分解成无凝集活性的 6.5~7S 球蛋白。但这种能使免疫球蛋白 M(IgM)双硫键破坏的化合物浓度不能使具有凝集活性的 7S 免疫球蛋白 G(IgG)抗体分解。

基于这种原理建立起来了二巯基乙醇凝集试验和半胱氨酸凝集试验,现国内普遍应用半胱氨酸凝集试验。

二、器材及试剂

1. 器材 1ml、10ml 吸管(或加样器)、玻璃试管、试管架、稀释抗原用的洁净容器、37℃培养箱。

2. 试剂 用 0.4N NaOH 配制的 0.2mol/L 半胱氨酸,盐酸盐溶液、试管凝集抗原、被检血清、阳性血清、阴性血清、生理盐水或 0.5% 的石炭酸生理盐水。

三、操作方法

取 1∶5 生理盐水稀释的血清与等量的 0.2mol/L 半胱氨酸盐酸盐溶液混匀,置 37℃培养箱 30min,取出后用生理盐水做倍比稀释,然后加入 0.5ml 试管凝集抗原(方法参照试管凝集试验),混匀,同时做抗原和 0.2mol/L 半胱氨酸盐酸盐处理后的被检血清;阳性、阴性对照,置 37℃培养箱 18~20h,取出后在室温置 1~2h 判定结果。

四、结果判定

判定方法同于试管凝集反应。一般以 1∶40(++)以上为人及大型牲畜阳性标准。

五、意义

1. 此试验主要反映的是 IgG 抗体的凝集活性,故对感染和免疫有一定的鉴别诊断意义。

2. 因为与布鲁氏菌出现的血清交叉反应或其他菌属与布鲁氏菌的血清出现的低滴度反应大多都是由于 IgM 类抗体所致,故用此反应可以在一定程度上排除非特异的反应。

3. 该试验与补体结合试验、抗球蛋白试验有较好的吻合性。

4. 该试验对判定群体感染和免疫状态较好。

第九节 补体结合试验

一、原理

该试验中有 5 种成分参与反应,分属于 3 个系统:①反应系统,即已知的抗原/抗体与待测的抗体/抗原;②补体系统;③指示系统,即绵羊红细胞(sheep red blood cell,SRBC)与相应溶血素。反应系统与指示系统争夺补体系统,先加入反应系统给其以优先结合补体的机会。

　　如果反应系统中存在待测的抗体/抗原,则抗原抗体发生反应后可结合补体;再加入指示系统时,由于反应液中已没有游离的补体而不出现溶血,是为补体结合试验阳性。如果反应系统中不存在待检的抗体/抗原,则在液体中仍有游离的补体存在,当加入指示系统时会出现溶血,是为补体结合试验阴性。因此补体结合试验可用已知抗原来检测相应抗体,或用已知抗体来检测相应抗原(图 1-4)。

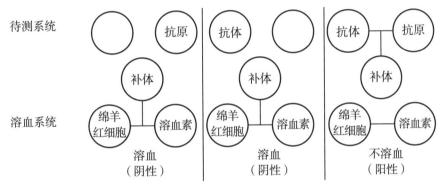

图 1-4　补体结合试验原理示意图

二、器材及试剂

　　1. 器材　37℃水浴箱、普通离心机、普通冰箱、0.1ml、1ml 和 10ml 吸管或加样器、玻璃试管和试管架。

　　2. 试剂　生理盐水、补体(豚鼠血清或冻干补体)、2% 绵羊红细胞悬液、溶血素、布鲁氏菌补体结合抗原、被检血清、阴性和阳性血清。

三、五种成分的处理和滴定

　　1. 补体　必要时进行补体滴定,确定试验用的补体稀释度(表 1-3)。

表 1-3 补体滴定程序和结果　　　　单位：ml

| 管号 | 1 | 2 | 3 | 4 | 5 | 6 | 7 | 8 | 9 | 10 | 对照 | | |
											抗原	补体	溶血素
1∶20补体	0.2	0.18	0.16	0.14	0.12	0.1	0.08	0.06	0.04	0.02		0.2	
2个单位抗原	0.2	0.2	0.2	0.2	0.2	0.2	0.2	0.2	0.2	0.2	0.2		
生理盐水	0.2	0.22	0.24	0.26	0.28	0.3	0.32	0.34	0.36	0.38	0.4	0.6	0.6
37℃水浴 30min													
2个单位溶血素	0.2	0.2	0.2	0.2	0.2	0.2	0.2	0.2	0.2	0.2			0.2
2%SRBC	0.2	0.2	0.2	0.2	0.2	0.2	0.2	0.2	0.2	0.2	0.2	0.2	0.2
37℃水浴 30min													
结果举例	++++	++++	++++	++++	++++	++++	++++	++++	++	–	–	(–)	(–)

注："++++"表示全溶；"++"表示部分溶；"–"表示不溶。

结果中产生完全溶血且含补体量最少管为第8管,定为1个给定单位,它前1管即第7管为1个完全单位,在正式试验时采用2个完全单位的补体量,按式（1-2）计算出补体的稀释倍数 X。

$$20∶2y（y=1个完全单位的补体量）=X∶0.2 \qquad 式（1-2）$$

因为 $y=0.08$,得 $X=25$,所以补体做 1∶25 稀释。

2. 溶血素　按说明要求稀释使用。

3. 绵羊红细胞　一般使用新鲜的绵羊红细胞,用时以生理盐水离心洗涤至上清液无红色（至少3次）,再将末次压实红细胞用生理盐水配制成 2% 的红细胞悬液。

4. 布鲁氏菌抗原　为可溶性抗原,按说明要求稀释使用。

5. 待检血清　灭活被检血清,以去除其补体活性。人血清灭活温度为 56~58℃,30min。

四、操作方法

1. 把血清稀释成 1:5（0.2ml 血清 +0.8ml 生理盐水）。

2. 再取 5 支试管放于试管架上，第 2~5 管分别加 0.2ml 生理盐水，然后第 1 管加 0.2ml 血清（1:5），第 2 管加 0.2ml 血清（1:5）稀释成 1:10，并顺序将血清做倍比稀释，第 5 管弃去 0.2ml。血清稀释度按照第 1~5 管的次序分别为 1:5、1:10、1:20、1:40、1:80。

3. 每个反应管加 2 个单位抗原 0.2ml，2 个单位补体 0.2ml。

4. 血清对照 血清（1:5）0.2ml+2 个单位补体 0.2ml+ 盐水 0.2ml。

5. 补体及抗原对照

（1）2 个单位抗原 0.2ml+2 个单位补体 0.05ml+ 生理盐水 0.35ml。

（2）2 个单位抗原 0.2ml+2 个单位补体 0.1ml+ 生理盐水 0.3ml。

（3）2 个单位抗原 0.2ml+2 个单位补体 0.2ml+ 生理盐水 0.2ml。

6. 混匀，置 37℃水浴 30min。

7. 取出各管加入 0.2ml 溶血素，再加入 0.2ml 2%SRBC，放 37℃水浴 30min，判定结果（表 1-4）。

表 1-4 补体结合试验（complement fixation test，CFT）程序

单位：ml

成分	血清稀释度						血清对照	补体及抗原对照		
	1:5	1:10	1:20	1:40	1:80	1:160	1:5	0.5 单位	1 单位	2 单位
被检血清	0.2	0.2	0.2	0.2	0.2	0.2	0.2			
2 个单位抗原	0.2	0.2	0.2	0.2	0.2	0.2		0.2	0.2	0.2
2 个单位补体	0.2	0.2	0.2	0.2	0.2	0.2	0.2	0.05	0.1	0.2

续表

成分	血清稀释度						血清对照	补体及抗原对照		
	1:5	1:10	1:20	1:40	1:80	1:160	1:5	0.5单位	1单位	2单位
生理盐水							0.2	0.35	0.3	0.2
				37℃水浴 30min						
溶血素	0.2	0.2	0.2	0.2	0.2	0.2	0.2	0.2	0.2	0.2
2%SRBC	0.2	0.2	0.2	0.2	0.2	0.2	0.2	0.2	0.2	0.2
				37℃水浴 30min						
结果举例	++++	++++	+++	++	+	-	-	≥++	++	(-)

五、结果判定

++++: 无溶血,红细胞沉于管底或为悬液。

+++: 25% 溶血。

++: 50% 溶血,上清液随不同程度溶血,呈不同颜色,透明度亦不同。

+: 75% 溶血。

-: 100% 溶血,上清液透明,呈深红色。

人及所有动物血清补体结合试验以 1:10 出现抑制溶血为(++)及以上者为阳性。

六、意义

1. 该方法是被广泛应用的诊断布鲁氏菌病的手段。它的明显特点是特异性较强。该反应的结果不仅与布鲁氏菌病临床表现及病期有较好的一致性,而且与牲畜的排菌、带菌情况均有较高的一致性。

2. 补体结合试验查的抗体类别主要是 IgG1。

3. 补体结合试验常用于鉴别自然感染和人工免疫。人工免疫的人或牲畜常常表现为补体结合试验阴性。

4. 补体结合反应虽然特异性较好,但敏感性较差,故不适于大面积检疫采用。同时其操作复杂,所需试剂较多等缺点也影响了其更广泛的应用。

第十节　荧光偏振试验

一、原理

荧光偏振分析(fluorescence polarization assay,FPA)的基本原理是:某一分子在液体介质中的自旋速度与其分子质量有关,分子质量越小其自旋速度越快,偏振光束去极化越强,而分子质量越大自旋速度越慢,偏振光去极化越弱。利用荧光偏振的原理,通过检测荧光素标记的小分子与其他分子相互作用前后分子量的变化,计算水平方向及垂直方向的荧光值做相关分析,从而计算出样品的偏振值。

FPA 以荧光偏振值 mP(millipolarization units)为单位测定分子的去极化程度。用异硫氰酸荧光素(fluorescein isothiocyanate,FITC)标记特异性抗原孵育血清样本,若待测血清中存在布鲁氏菌抗体,则可生成大量荧光复合物,其分子量大,激发时运动慢,测得的荧光偏振光值高。若在阴性样本中,抗原呈非复合物状态,由于该单体物质的分子量较小,分子旋转或翻转速度快,激发时产生的去极化光较阳性复合物强,测得的偏振光值低。

二、仪器设备与耗材

1. 荧光偏振检测仪　试管型的人布鲁氏菌病荧光偏振检测仪。

2. 微量移液器(1~10μl、20~200μl、100~1 000μl)、多道移液器(10~200μl)和吸头。

3. 10mm×75mm 硼硅玻璃试管。

4. 旋涡振荡器。

三、试剂

1. 标准阳性血清　布鲁氏菌病荧光偏振商品化试剂。
2. 标准阴性血清　布鲁氏菌病荧光偏振商品化试剂。
3. FPA 标记抗原　布鲁氏菌病荧光偏振商品化试剂。
4. FPA 样品稀释液　布鲁氏菌病荧光偏振商品化试剂。

四、操作方法

1. 样品采集和处理　建议使用不含任何添加剂的采血管,空腹采血,待自然凝固后离心,小心吸取血清,在无菌条件下,移至带外螺旋盖的血清管中保存,严重脂血、溶血、黄疸会影响检测结果,血清量通常为 0.5~1ml。

2. 操作前准备工作

(1)将试剂和样品恢复至室温 18~28 ℃。检测操作应在室温 18~28 ℃下进行;FPA 样品稀释液直接使用;FPA 标记抗原直接使用。

(2)每天第一次试验前或 FPA 检测仪被移动后,都要检测对照血清。具体操作如下:在两个 10mm×75mm 硼硅玻璃试管(试管应清洁、无指纹等,且无刮痕)中分别加入 1ml 的 FPA 样品稀释液。分别在两个试管中加入 10μl 的阳性、阴性对照血清,充分混合均匀(旋涡混合器振荡 5s),用试管型的人布鲁氏菌病荧光偏振检测仪分别读取两管的空白密度值。读取数值后,每管分别加入 10μl 的 FPA 标记抗原,充分混合均匀(旋涡混合器振荡 5s)。孵育至少 2min,最长不超过 5min,以 5min 为宜。再用 FPA 检测仪读取两管的 mP 值。试管的检测顺序与读取空白密度值时的顺序一致。

(3)对照结果:阴性对照血清的 mP 值应在 65~75mP 之间;阳性对照血清的 mP 值在 180~250mP。如果对照成立,再进行样品检测。否则,按照 FPA 检测仪的操作软件和操作程序,调试 FPA 检测仪的 G-Factor 值,直到出现使对照结果成立的数值,才可进行样品的检测。

3. 样品检测

（1）在 10mm×75mm 硼硅玻璃试管加入 1ml 的 FPA 样品稀释液（一个试管加一个样品）。

（2）在上述试管中加入 20μl 的被检血清,充分混合均匀（旋涡混合器振荡 5s）。

（3）使用试管型的人布鲁氏菌病荧光偏振检测仪读取被检样品试管的空白密度值。

（4）在上述试管中分别加入 10μl 的 FPA 标记抗原,充分混合均匀（旋涡混合器振荡 5s）。

（5）孵育至少 2min,最长不超过 5min,以 5min 为宜。

（6）使用试管型的人布鲁氏菌病荧光偏振检测仪读取被检样品的 mP 值。试管的测量顺序与读取空白密度值时的顺序一致。

五、结果判定

检测值小于 72mP 为阴性结果；检测值介于 72~93mP 为弱阳性结果；检测值大于 93mP 为阳性结果。

六、意义

荧光偏振测定法是一种简单的用于检测抗原抗体相互作用的检测技术,世界动物卫生组织（OIE）标准规定采用 FPA 作为国际贸易中制定的布鲁氏菌病初步检测方法之一。FPA 是均一、无须清洗步骤或去除未反应成分的检测方法。试管型反应可用于田间牧场的快速诊断,当检测血清或奶液时,孵育时间最少为 2min,而全血检测最多需要 15s 的孵育,结果以数值形式表现,易于读取,方便统计。可适用于现场和实验室内检测,该方法技术上简单,成本低廉,结果准确,敏感性高。有文献报道,FPA 试验的灵敏度可达到 94.50%,特异度更可高达 100%。FPA 是最有实用价值的布鲁氏菌血清学抗体检测方法,它操作简单易行,快速准确,大量节省了检测时间,适合批量检测,患者接触感染病原菌 5~7d,试验即可为阳性,可用于布鲁氏菌病的早期诊断。

第十一节　全乳环状试验

一、原理

乳汁中存在特异性布鲁氏菌凝集抗体时,能与加入的带颜色的布鲁氏菌抗原结合出现凝集反应。这个抗原抗体结合物又被乳汁中无数脂肪球吸附,在 37℃温箱中孵育,由于乳脂比重小而浮在乳汁表层,因此在乳脂层中形成带色环状带。

二、器材与试剂

乳环状抗原、泌乳期的乳汁或家畜混合乳、小试管、1ml 吸管或移液器、37℃温箱或水浴锅。

三、操作方法

取新鲜的乳汁 1ml,置于小试管内,加入 30μl 乳环抗原,充分混匀,置于 37℃温箱中或水浴箱中,1h 后取出判定结果。

四、结果判定

乳环	乳柱	级别
深度着色	白色	（++++）
显著着色	轻度着色	（+++）
显著着色	中度着色	（++）
颜色与乳柱相似		（+）
白色或轻微着色	显著着色	（-）

当乳环状试验呈阳性反应时,可进一步用阴性乳汁连续对倍稀

释阳性乳汁,然后每管中加入 30μl 乳环状抗原,混匀后,置 37℃ 环境下,1h 后观察结果。

五、意义

1. 方法简便易行,适于基层单位使用。

2. 该法具有一定的特异性,但敏感性相对较差。

3. 当乳汁稀释倍数达到 1:32 或更高时,常常表明在奶中有布鲁氏菌的存在。

4. 检测个体母牛的不稀释乳样,在分娩之后不久或接近泌乳后期可出现假阳性反应。

第二章 病原学检测方法

第一节 布鲁氏菌的分离培养

一、人组织材料样本的布鲁氏菌分离培养

（一）常用培养基

包括布氏琼脂平板培养基、布氏琼脂斜面培养基、布氏肉汤培养基、双相培养基等。

（二）样本的种类

常用于分离布鲁氏菌的样本，包括：血液、脑脊液及组织液等液体样本。

（三）样本的采集及处理

1. 样本采集　按照无菌操作规程进行样本采集。

2. 样本处理　样本容器表面消毒，在生物安全柜内打开装标本的容器，进行样本处理。脏器组织样本，用已高压灭菌的剪刀剪开一断面，在培养基表面压印，或者通过组织研磨器碾磨后涂抹于培养基表面。混合或接种样本的培养基置 37℃温箱培养，剩余样本置加盖容器内存放备检。

3. 细菌分离培养　液体样本，如血液，可用接种环或移液器取 0.1~0.2ml 直接滴于布氏琼脂平板，按三区（或五区）法划线培养出单个菌落，血液以外的某些含菌量可能较少的样本，如淋巴、骨髓、脑脊液、关节液、组织匀浆和骨组织等进行布鲁氏菌的分离培养时，可接种于布氏琼脂、布氏肉汤培养基进行增菌培养，或者在培养基中加入 5% 马或兔血清可促进某些营养要求苛刻的布鲁氏菌生长。增

菌培养后,再用接种环钩取适量培养物,按三区(或五区)法划线培养出单个菌落,每段划线更换新接种环。使用后的废弃物放入消毒容器中,等实验结束高压灭菌。剩余样本置加盖容器内存放备检。

4. 污染标本可用上述方法接种于选择性布氏琼脂培养基进行操作。

5. 结果观察　样本培养一式两份,分别置于普通培养箱和 5%~10% CO_2 培养箱中,在 3~20d 内每日观察,发现具有布鲁氏菌典型形态的菌落,及时挑取可疑单个菌落转种培养,或进行血清学凝集、噬菌体裂解等布鲁氏菌鉴别试验。对于有价值的样本,可以延长培养时间至 1 个月,确认无疑似布鲁氏菌菌落生长,方可经高压灭菌处理。

(四)商品化血培养系统

自动连续监测血培养系统,如 BACTEC FX(Becton, Dickinson and Company, BD),能很好地监测到细菌生长,大多数分离株可在 5~7d 内被检测到,故没有必要将培养瓶孵育超过 10~14d。另外需要特别注意,在缺少 CO_2 的自动连续监测血培养系统中,某些需要 CO_2 才能生长的布鲁氏菌将出现阴性结果。

(五)双相血培养瓶培养

对于不具备商品化血培养系统的哨点医院和基层疾控中心,也可选择双相血培养瓶进行布鲁氏菌分离培养。

于患者发热期、抗生素使用前采血最佳。成人每瓶采静脉血 5~10ml,婴幼儿及儿童采血量不超过患者总血量的 1%,血液和肉汤比为 1:10~1:5。血液接种到血培养瓶后,轻轻颠倒混匀,以防血液凝固。尽量在血培养瓶接种 2h 内送到实验室进行培养,如不能及时送到实验室,应将血培养瓶置于室温下,切勿冷冻。

双相血培养瓶送至实验室后,应置于 37℃培养箱内培养,每隔 1~2d 观察肉汤和琼脂表面有无微生物生长。如未发现微生物生长可将培养瓶倾斜,使血液和肉汤混合物冲刷琼脂表面,再将培养瓶垂直孵育。因布鲁氏菌生长缓慢,有时最长可培养至 1 个月。

在 BSL-2 生物安全实验室安全柜内进行分离培养操作。打开双相血培养瓶盖,用移液器吸取培养物接种至布氏琼脂或布鲁氏菌选择性培养基;如琼脂表面有疑似布鲁氏菌菌落生长,优先挑取疑似菌落接种于布氏琼脂,接种好的布氏琼脂置于 37℃ 培养箱内培养。为提高布鲁氏菌分离率,避免漏检,可同时吸取 1ml 血液和肉汤混合物到 1.5ml EP 管,经核酸提取后进行荧光定量 PCR 检测。

二、动物组织材料样本的布鲁氏菌分离培养

（一）样本的采集与处理

1. 阴道拭子　用无菌拭子伸入阴道 5~10cm 处,棉拭子头在阴道内壁旋转一圈,然后将棉拭子头放入 0.85% 生理盐水采样管内,用管口切断拭子,使拭子头部掉落保护液内,立即拧紧管盖,然后将样本送往实验室进行处理和培养。在实验室中,旋涡混合器振荡 15s,从拭子中释放细菌到生理盐水中,之后轻轻施加压力挤压棉拭子头,并弃掉压干的棉拭子头。取上清液置于灭菌离心管中,12 000r/min,离心 5min。弃上清液,用 200μl 0.85% 无菌生理盐水重悬沉淀。将重悬的液体涂布于添加了抗生素的布鲁氏菌选择性培养基平板上,每份样品均一式两份,分别置于普通培养箱和 5%~10% CO_2 培养箱中,37℃ 培养 3~10d。

2. 流产胎衣　操作人员戴好口罩、防护服、一次性医用乳胶手套后,通过无菌的方法剥离胎衣,用剪刀剪取 2g 左右的胎衣块,放入灭菌小瓶中,用封口膜封好,放入内置冰袋的保温箱冷藏。然后将样本送往实验室进行处理和培养。流产胎衣样本的处理应在二级生物安全柜中进行,勿使液体溅到生物安全柜中。小心打开装组织样本的容器,用镊子夹取流产胎衣样本,用 PBS 缓冲液（pH 7.2 0.01mol/L）冲洗 3 次,残液收入盛 0.1% 新洁尔灭的消毒缸。将组织块放入研钵中,用剪刀剪成碎块,后进一步研磨成乳状,用 5ml 含萘啶酸、多黏菌素、万古霉素的 PBS 缓冲液,将组织匀浆液吸入 2ml 或

5ml离心管,随后将组织匀浆液涂布于添加了抗生素的布鲁氏菌选择性培养基平板上,每份样品均一式两份,分别置于普通培养箱和5%~10% CO_2 培养箱中,37℃培养3~10d。

研钵、研磨棒、剪刀、镊子、注射器等放入消毒缸进行原位消毒后,放入盒内,并装入密封袋内进行高压灭菌处理。装有组织样本保存液的容器和盛有组织块的离心管应密封管口,表面消毒后放入密封袋内高压灭菌。针头式滤器、吸头等废弃物应用0.1%新洁尔灭浸泡消毒后,置于密封袋内进行高压灭菌。消毒残液应装入密闭容器内高压灭菌处理。

3. 组织样本 组织样本一般适用于淋巴结、扁桃体,脾脏等样本的采集与处理。基本步骤同流产胎衣。

4. 流产胎儿胃液 操作人员戴好口罩、防护服、一次性医用乳胶手套后,用灭菌过的10ml注射器插入流产胎儿的胃中,吸取胃液后装入灭菌小瓶中,加盖并用胶带封口,严防进水,放入内置冰袋的保温箱冷藏。然后将样本送往实验室进行处理和培养。在实验室中,取上清液置于灭菌离心管中12 000r/min离心5min。弃上清液,用200μl 0.85%无菌生理盐水重悬沉淀。将重悬的液体涂布于添加了抗生素的布鲁氏菌选择性培养基平板上,每份样品均一式两份,分别置于普通培养箱和5%~10% CO_2 培养箱中,37℃培养3~10d。

5. 流产动物乳汁 对疑似布鲁氏菌引起流产的动物,用灭菌过的15ml塑料离心管每一个乳区取牛奶1ml,盖好盖子,用封口膜封好,写明动物编号、日期,放入内置冰袋的保温箱冷藏。然后将样本送往实验室进行处理和培养。在实验室中,将奶样以6 000r/min离心15min。将上层奶油和下层沉淀分别涂布于添加了抗生素的布鲁氏菌选择性琼脂平板上,每份样品均一式两份,分别置于普通培养箱和5%~10% CO_2 培养箱中,37℃培养3~10d。

6. 血液样本 对怀疑有布鲁氏菌病的动物进行无菌操作,采集血液样本2ml,采集时,需要将血液收集到无菌、含有适量的抗凝剂

［如乙二胺四乙酸（EDTA）］的采血管中,避免血液凝固。然后将样本送往实验室进行处理和检测。在实验室中,取血样置于灭菌离心管中,12 000r/min 离心 5min。弃上清液,用 200μl 0.85% 无菌生理盐水重悬沉淀。将重悬的液体涂布于添加了抗生素的布鲁氏菌选择性培养基平板上,每份样品均一式两份,分别置于普通培养箱和 5%~10% CO_2 培养箱中,37℃培养 3~10d。

（二）样本的保存

在采集完样本后,样本的保存非常重要,可以确保样本的质量和可靠性。下面列举几个保存样本的重要事项。

1. 采集后的样本应立即送到实验室进行处理,以避免样本质量的降低。

2. 样本应保存在适当的温度和条件下。不同类型的样本可能需要不同的保存条件,因此需要根据不同的样本类型进行不同的保存处理。

3. 样本应避免受到阳光直射、高温和震动等不良条件的影响,以确保样本的质量和可靠性。

（三）样本的运输

样本的运输是非常重要的,可以确保样本的质量和可靠性。下面列举几个运输样本的重要事项。

1. 采集后的样本应尽快送到实验室进行处理,以避免样本质量的降低。

2. 样本应采用专门的容器进行包装并加标签,以防止污染和交叉感染。

3. 样本运输过程中应避免受到温度、压力和震动等不良条件的影响,以确保样本的质量和可靠性。

4. 样本运输过程中应遵守相关的运输规定和标准,以确保样本的安全和合法性。

第二节　布鲁氏菌的鉴定

一、传统方法

（一）布鲁氏菌属的形态及革兰氏染色

布鲁氏菌属是一组微小的球状、球杆状、短杆状细菌。6种布鲁氏菌在光学显微镜下观察时形态上难以区分。一般来说,羊种菌最小,牛种菌次之,猪种菌个体最大。电镜下羊种菌为明显的球形,大小为 0.3~0.6μm,牛种菌和猪种菌多呈短杆状或球杆状,大小为 0.6~2.5μm。布鲁氏菌没有鞭毛,不形成芽孢和荚膜。在涂片标本上用普通显微镜观察,常呈单个排列,极少数呈两个相连或短链状、串状排列。布鲁氏菌形态易受外界环境因素的影响而发生改变,呈现多态性,细胞壁增厚、变薄,甚至脱落。胞浆致密或形成空泡,出现许多小颗粒状的包涵体,细胞内膜粘在一起形成一层很致密的厚膜,这是光滑型布鲁氏菌变成粗糙型布鲁氏菌的表现（图 2-1,图 2-2）。

布鲁氏菌可被所有的碱性染料所着色,革兰氏染色阴性,吉姆萨染色呈紫红色。柯兹罗夫斯基提出用 0.5% 沙黄水溶液染色,加热

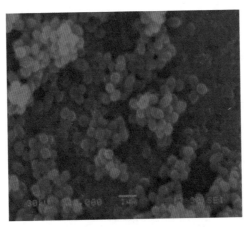

图 2-1　布鲁氏菌电镜下形态

图 2-2 布鲁氏菌光学显微镜下形态

至出现气泡,水洗后用 0.5% 孔雀绿或 1% 亮绿或 1% 亚甲蓝水溶液复染 1min,布鲁氏菌染成红色,其他细菌染成绿色或蓝色。

(二)初代分离培养时对二氧化碳(CO_2)的需求

1. 原理 布鲁氏菌属的某些种型的菌株初代分离培养时需要一定浓度的 CO_2 才能生长繁殖。

2. 培养方法 把被检材料接种在培养基上以后,放入 CO_2 浓度为 5%~10% 的培养箱中,置于 37℃环境培养。

3. 结果判定 被检材料在浓度 5%~10% 的 CO_2 环境中分离到布鲁氏菌,而在普通大气条件下没有分离到布鲁氏菌,可初步判断分离菌初代分离培养时需要 CO_2。在转种纯培养时也需要 CO_2 环境才能生长,则最后确定分离到的布鲁氏菌初代分离培养时需要 CO_2。如果被分离到的菌株初代分离培养时在普通大气条件下就生长,则判定此分离菌初代分离培养不需要 CO_2。

(三)单相特异性血清 A、M 凝集试验

1. 原理 不同种型的布鲁氏菌,其表面 A 抗原和 M 抗原比例各不相同。因此单相特异性 A 血清和 M 血清对不同种型的布鲁氏菌凝集结果不尽相同,以此来加以区别。

2. 操作方法 玻片凝集试验:在清洁无油脂玻片上各滴一滴生

理盐水,然后用接种环钩取少许待检布鲁氏菌48h培养物,在生理盐水中研磨制成菌悬液,用移液器分别吸取A和M血清,分别与菌悬液混匀,若在1~2min出现凝集颗粒,则可认为待检布鲁氏菌为阳性。

3. 结果判定　1~2min内肉眼观察,待检菌在A血清中凝集,而在M血清中不凝集或A血清凝集滴度高于M血清,可能是羊种2型布鲁氏菌、牛种1~3型布鲁氏菌或牛种6型布鲁氏菌、猪种1~3型布鲁氏菌及沙林鼠种布鲁氏菌。1~2min内肉眼观察,待检菌在M血清中凝集,而在A血清中不凝集或M血清凝集滴度高于A血清,可能是羊种1型布鲁氏菌或牛种4、5、9型布鲁氏菌。1~2min内肉眼观察,待检菌在A和M血清中均凝集或滴度相近似,可能是羊种3型布鲁氏菌,牛种7型布鲁氏菌或猪种4型布鲁氏菌。1~2min内肉眼观察,待检菌在A和M血清中均不凝集或滴度很低,可能是绵羊附睾种、犬种或其他粗糙型布鲁氏菌及无凝集原性布鲁氏菌。

(四)硫化氢(H_2S)产生试验

1. 原理　不同种型布鲁氏菌在新陈代谢过程中所需要的各种氨基酸有所不同,有些种型布鲁氏菌可将培养基中含硫的氨基酸分解,产生硫化氢、氨和脂肪酸等,硫化氢可与醋酸铅发生反应形成黑色的含铅硫化物,根据此区别可以区分某些种型的布鲁氏菌。

2. 试验材料、试剂制备　布氏琼脂斜面培养基配制,参考附录三。硝酸铅滤纸条制备,参考附录三。

3. 操作方法　将待检菌48h培养物用灭菌生理盐水制成光密度(optical delnsity, OD)值为1.0的菌悬液,用直径2mm的接种环勾取一环菌悬液(或移液器吸取10μl菌悬液)均匀接种在pH 6.8的布氏琼脂斜面上,将硝酸铅滤纸条夹于斜面与管壁之间,使滤纸条和斜面保持平行,以不接触斜面为宜。滤纸条留在管外1~2cm,置于37℃温箱培养,经2、4、6d,各观察一次结果,以mm计算滤纸条变黑长度。每观察一次更换一个滤纸条,3次变黑长度总和为最后结果,不变黑为阴性。

4. 结果判定　猪种1型布鲁氏菌产生硫化氢量最多,产生硫化氢的持续时间可达 10d,滤纸条变黑部分可达 19~20mm 以上。牛种 1~4 和 9 型布鲁氏菌,沙林鼠种布鲁氏菌均能产生中等量的硫化氢,滤纸条变黑部分 5~8mm。牛种布鲁氏菌 6 和 7 型的某些菌株也能产生少量的硫化氢。其余种型布鲁氏菌不产生硫化氢。但我国某地分离的猪种 3 型布鲁氏菌和羊种 1 型布鲁氏菌可产生微量硫化氢,使滤纸条下端呈现黑褐色的一个小边,类似灰线条样,有的滤纸条变黑长度在 0.5~1.0mm 之间。

（五）染料抑菌试验

1. 原理　不同种型布鲁氏菌对某些染料活跃的还原系统表现出不同的还原能力,在一定浓度不同染料环境中可生长或被抑制,因此,可将不同染料对不同种型布鲁氏菌的抑制情况作为种型鉴定依据。

2. 试验材料、试剂制备　硫堇、碱性复红滤纸片制备,参考附录三。

3. 操作方法　将半固体培养基加热融化后置于水浴箱中,温度保持在 50℃左右,向半固体培基中加入 100μl OD 值为（1.2±0.2）的待测菌悬液,混匀后倒入琼脂平皿培养基上,待混有待测菌的半固体培养基冷却凝固后,将制备好的分别含有硫堇和复红的滤纸片各自轻放在培养基表面,置 37℃温箱中培养,经 24~48h 观察结果。染料抑菌试验可以同噬菌体裂解试验同时进行,具体操作方法见噬菌体裂解试验。

4. 结果判定　布鲁氏菌属各种型菌株在染料抑菌试验中生长或被抑制情况（表 2-1）。

（六）噬菌体裂解试验

1. 原理　噬菌体对其宿主菌的裂解具有较强专一性。通过联合使用不同噬菌体及不同试验浓度噬菌体,根据其对布鲁氏菌的不同裂解结果,可对布鲁氏菌属进行种型鉴定。

2. 试验材料、试剂制备　布氏琼脂平皿培养基和布氏肉汤半固体培养基的制备,参考附录三。

3. 操作方法

（1）在布氏琼脂平皿底面分区标记菌株名称、日期、硫堇、复红、Bk₂（Bk₂噬菌体）、RTD Tb［常规试验稀释度（routine test dilution，RTD）Tb噬菌体］、10^4×RTD Tb（10^4×RTD Tb噬菌体）等信息。

（2）融化布氏肉汤半固体培养基，置于50℃水浴中备用。

（3）使用移液器吸2ml生理盐水移至5ml Falcon管，用接种环分别挑取适量24~48h培养的试验菌株至Falcon管，在管壁研磨，用旋涡混合器混匀，制备菌悬液10亿菌体/ml［OD值为（1.2±0.2）］，在Falcon管标记菌株名称。

（4）使用移液器吸取200μl菌悬液，加入到50℃水浴的半固体培养基中，旋涡混合器混匀，将混匀后的菌悬液-半固体培养基倒入布氏琼脂培养基平皿中铺平，待其凝固。

（5）分别将7μl Tb噬菌体、10^4×RTD Tb噬菌体、Bk₂噬菌体、硫堇、复红染料滤纸片依次滴至或平放在凝固后相应标记的双层培养基表面，放培养箱37℃培养，24~48h后观察结果（图2-3）。

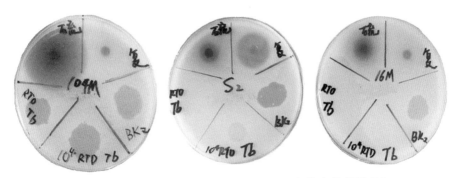

图2-3　布鲁氏菌牛种疫苗菌株104M、猪种疫苗菌株S2、羊种标准菌株16M噬菌体裂解结果

4. 结果判定　布鲁氏菌的种型鉴定，必须利用多种鉴定方法综合判定（表2-1）。

表2-1 布鲁氏菌属分类表

种	生物型	CO$_2$需要②	H$_2$S产生	染料抑菌		血清凝集			噬菌体裂解（RTD）①			贮存宿主
				硫堇	复红	A	M	R	Tb	10⁴×Tb	Bk$_2$	
牛	1	±	+	−	+	+	−	−	+	+	+	牛
	2	±	+	−	−	+	−	−	+	+	+	
	3a	±	+	+	+	+	−	−	+	+	+	
	4	±	+	−	±	−	+	−	+	+	+	
	5	−	−	+	+	−	+	−	+	+	+	
	6a	−	±	+	+	+	−	−	+	+	+	
	7	−	±	+	+	+	+	−	+	+	+	
	9	−	+	+	+	−	+	−	+	+	+	
羊	1	−	−	+	+	−	+	−	−	−	+	绵羊和山羊
	2	−	−	+	+	+	−	−	−	−	+	
	3	−	−	+	+	+	+	−	−	−	+	
猪	1	−	++	+	△（−）③	+	−	−	−	+	+	猪
	2	−	−	+	−	+	−	−	−	+	+	跳兔
	3	−	−	+	+	+	−	−	−	+	+	猪
	4	−	−	+	（−）	−	+	−	−	+	+	驯鹿
	5b	−	−	+	+	−	+	−	−	+	+	鼠类

续表

种	生物型	CO$_2$需要	H$_2$S产生	染料抑菌		血清凝集			噬菌体裂解（RTD）①			贮存宿主
				硫堇	复红	A	M	R	Tb	10^4×Tb	Bk$_2$	
沙林鼠种		-	+	-	-	+	-	-	±	+	+	沙漠森林鼠
绵羊附睾种		+	-	+	（-）	-	-	+	-	-	-	绵羊
犬种		-	-	+	-	-	-	+	-	-	-	犬
海洋种④	1	+	-	+	+	+	+/-	-	-	+	+	海豹
	2	-	-	+	+	+	+/-	-	-	+	+	鲸

注：国际系统细菌学委员会布鲁氏菌分类委员会提议将牛 3 型和牛 6 型归为一个生物型牛 3/6 型。猪 5b：该型是前苏联从啮齿动物中分离出，与第五次公报猪 5 型菌株并非同一菌株。

①RTD：常规试验稀释度，指能完全裂解增殖菌的噬菌体最高稀释度。

②±：表示部分裂解。

③△（-）：多数菌株不生长。

④海洋种包括几个不同的型，并且每个型都可给予族名，参考 CORBEL M J, Food and Agriculture Organization of the United Nations, World Health Organization & World Organisation for Animal Health. Brucellosis in humans and animals [M]. Geneva: World Health Organization, 2006。

（七）粗糙型布鲁氏菌鉴定方法

1. 原理 布鲁氏菌属的光滑型菌株变异后,菌细胞发生解离,使蛋白部分相对增加,细胞通透性及胞浆的胶体性质也发生改变。据此,可以采用某些试验方法检查光滑型布鲁氏菌是否发生变异,同时也可以检查典型的粗糙型布鲁氏菌。

2. 操作方法

（1）粗糙型（R）血清凝集试验:在清洁无油脂玻片上各滴一滴生理盐水,然后用接种环取少许待检布鲁氏菌48h培养物,在生理盐水中研磨制成菌悬液,用移液器吸取与生理盐水等体积R血清与菌悬液混匀,若在1~2min出现凝集颗粒,则待检布鲁氏菌为阳性。

（2）三胜黄素凝集试验:在清洁无油脂玻片上各滴一滴生理盐水,然后用接种环取少许待检布鲁氏菌48h培养物,在生理盐水中研磨制成菌悬液,用移液器吸取与生理盐水等体积的1:500三胜黄素溶液与菌悬液混匀,立即观察结果,若迅速出现明显的絮状物或凝集颗粒,则待检布鲁氏菌为阳性。

3. 结果分析 三胜黄素凝集试验方法简单、敏感,布鲁氏菌发生轻度变异即可出现阳性结果,结果更易被判定。粗糙型布鲁氏菌血清凝集试验方法简单,具有很好的特异性。为了增加判定结果的准确性,可以与分子生物学分型技术和噬菌体裂解试验等其他检查方法结合,更好地判定布鲁氏菌的变异及其种型。

二、自动化技术

对于布鲁氏菌种的鉴定,除了采用的传统的布鲁氏菌分型方法外,还可使用全自动微生物分析系统对布鲁氏菌进行生化鉴定来区分布鲁氏菌的不同种。具体的操作方法根据仪器及试剂盒的说明书进行。

主要的布鲁氏菌种生化反应鉴定阳性结果如下:

1. 布鲁氏菌属 L-脯氨酸芳胺酶（ProA）、酪氨酸芳胺酶（TyrA）、尿素酶（URE）、氨基乙酸芳胺酶（GlyA）阳性。

2. 羊种布鲁氏菌　L-脯氨酸芳胺酶(ProA)、酪氨酸芳胺酶(TyrA)、尿素酶(URE)、氨基乙酸芳胺酶(GlyA)阳性、ELLMAN(ELLM)阳性。

3. 牛种布鲁氏菌　L-脯氨酸芳胺酶(ProA)、酪氨酸芳胺酶(TyrA)、尿素酶(URE)、氨基乙酸芳胺酶(GlyA)、乳酸盐产碱(lLATk)阳性。

4. 猪种布鲁氏菌　L-脯氨酸芳胺酶(ProA)、酪氨酸芳胺酶(TyrA)、尿素酶(URE)、氨基乙酸芳胺酶(GlyA)、丙氨酸-苯丙氨酸-脯氨酸芳胺酶(APPA)阳性。

5. 布鲁氏菌的生化鉴定有时与人苍白杆菌等细菌有交叉,应结合其他试验结果进行判断。

第三节　药 敏 试 验

目前,布鲁氏菌药敏试验方法建议应用微量肉汤稀释法,使用商品化定制最小抑菌浓度(minimum inhibitory concentration, MIC)药敏板进行药敏测试,共测试12种药物,包括红霉素、氨苄西林、复方新诺明、阿米卡星、庆大霉素、多西环素、四环素、左氧氟沙星、环丙沙星、利福平、链霉素、头孢曲松钠。

一、原理

微量肉汤稀释法是一种应用于微生物药敏检测的方法,其主要原理是将抗生素经过一系列的稀释,加入含有处于对数生长期的细菌的肉汤,经培养后,抑制细菌生长的最低药物浓度为该菌的最低抑菌浓度。

二、仪器及试剂

1. 器材　浊度计、加样槽、100~300μl 排枪。
2. 试剂　测试卡(包被抗生素)、布氏肉汤、生理盐水。

三、操作方法

1. 菌液制备　保存的甘油菌于布氏琼脂培养基上培养 3~5d。挑取单菌落 3~10 个,置于 2~3ml 灭菌生理盐水中,用麦氏比浊管进行比浊,调制菌液浓度为 0.46~0.53MCF(MCF 为麦氏单位,0.46~0.53MCF 合 1.5×10^8CFU/ml 左右),不能超过 0.6MCF。

2. 稀释　取上述菌液 60μl,加入 12ml 布氏肉汤培养基中混匀,倒入无菌加样槽中。

3. 加样　用 8 通或 12 通微量移液器,吸取稀释菌液 100μl,加入除阴性对照孔外的微量药敏板,阴性对照孔加 100μl 布氏肉汤培养基。

4. 培养　将板条放入 37℃生化培养箱培养 48~72h(注:牛种布鲁氏菌须在 5% 的 CO_2 环境中生长)。

5. 结果判读　以阳性孔浑浊时间为限,若 48h 内阳性对照孔浑浊,则药敏结果于 48h 内读取;若 48h 内阳性对照孔清晰,则应适当延长培养时间至 72h;若 72h 内阳性对照孔清晰,则需重新进行试验验证。

6. 质控　质控菌株操作方法同布鲁氏菌菌株,对照菌株,培养时间 12~16h,取单菌落进行药敏试验检测。如采用 ATCC49619 作为对照,须接种于 MH 血平板,5%~10% 的 CO_2 环境中培养 24h 左右,取单菌落进行药敏试验,同时须在肉汤中加入 600μl 裂解马血后再进行吸取菌液加样检测。将质控菌株的药敏板置于 37℃培养箱中培养 20~24h 后观察结果。

对于羊种 3 型布鲁氏菌标准菌株 Ether 而言,MIC 值红霉素为 4μg/ml,左氧氟沙星为 0.5μg/ml,利福平为 1μg/ml,多西环素为 0.12μg/ml,链霉素为 2μg/ml,复方新诺明为 0.015/0.3μg/ml,四环素为 0.12μg/ml,环丙沙星为 0.5μg/ml,头孢曲松钠为 0.5μg/ml,庆大霉素为 0.03μg/ml,氨苄西林为 1μg/ml,阿米卡星为 2μg/ml。

四、结果判断

自培养箱中取出板条,肉眼判读各个孔的阴阳性结果,混浊为阳性,清晰为阴性,记录结果。布鲁氏菌药敏判定标准见表 2-2。

表 2-2　布鲁氏菌药敏判定标准

药物名称	MIC 折点 /（μg·ml⁻¹)			质控菌株 MIC 质控范围 /（μg·ml⁻¹)	
	敏感（S）	非敏感（NON-S）		*E. coli* ATCC 25922	*S. pneumoniae* ATCC 49619
	敏感（S）	中介（I）	耐药（R）		
红霉素				—	0.03~0.12
氨苄西林				2~8	0.06~0.25
复方新诺明	≤2/38	—	—	≤0.5/9.5	0.12/2.4~1/19
阿米卡星				0.5~4	—
庆大霉素	≤4	—	—	0.25~1	—
多西环素	≤1	—	—	—	0.015~0.12
四环素	≤1	—	—	0.5~2	0.06~0.5
左氧氟沙星				0.008~0.06	0.5~2
环丙沙星				0.004~0.015	0.25~1
利福平				4~16	0.015~0.06
链霉素	≤8	—	—	—	—
头孢曲松钠				0.03~0.12	0.03~0.12

五、意义

此方法不仅可以准确测定抗菌药物的 MIC,还可一次检测一株菌对多种药物的敏感性,更适合临床微生物检验。

第三章 分子生物学检测方法

第一节 核 酸 提 取

对于血液增菌培养物,可用移液器吸取 1ml 液体加入 1.5ml EP 管中;对于纯培养物,可先吸取 1ml 无酶双蒸水放入 1.5ml EP 管中,用接种针挑取 3~5 个菌落,研磨至完全溶解,形成菌悬液。将制备好的增菌培养液 / 菌悬液加热至 100℃ 10min,然后 12 000r/min 离心 5min,上清液即为粗提核酸。

培养物的粗提核酸可作为模板直接参与 PCR、荧光定量 PCR 反应。但因增菌培养物内含有大量 PCR 抑制物,需使用商品化手工 DNA 提取试剂盒或全自动 DNA 核酸提取仪,进一步提纯核酸去除抑制物,以达到 PCR 反应要求。

第二节 布鲁氏菌属的鉴定

一、BCSP31 聚合酶链式反应(BCSP31-PCR)

BCSP31 蛋白存在于布鲁氏菌属各种、各生物型菌株中,根据 BCSP31 核苷酸序列设计的一对引物(B4/B5)可对疑似布鲁氏菌进行核酸检测,引物序列见表 3-1。

表 3-1 BCSP31 聚合酶链式反应引物序列、产物长度

引物名称	序列	长度 /bp
B4	5′ -TGGCTCGGTTGCCAATATCAA-3′	224
B5	5′ -CGCGCTTGCCTTTCAGGTCTG-3′	

（一）器材及试剂

1. 器材　无菌 0.2ml PCR 管，10μl、20μl、200μl 的移液器及移液器吸头。

2. 试剂　2×MIX Buffer、三蒸水、引物、琼脂糖凝胶，待检菌株核酸。

（二）方法步骤

1. 反应体系（表 3-2）

表 3-2　BCSP31 聚合酶链式反应体系

成分	体积 /μl	浓度
2×MIX Buffer	10	1×Buffer
PrimerB4	0.4	0.2μmol/L
PrimerB5	0.4	0.2μmol/L
三蒸水	8.7	
DNA Template	0.5	10~100ng
总体积	20	

2. 扩增参数　预变性 93℃，5min。变性 90℃，1min；退火 60℃，1min；延伸 72℃，1min，30 个循环。最后延伸 72℃，10min。

3. 凝胶电泳　PCR 产物在 1.5% 琼脂糖上电泳，在凝胶成像系统中观察结果。

（三）结果判定

阳性对照出现特异性条带，阴性对照未出现条带时实验成立。样本出现扩增目的片段长度为 224bp 时，判为核酸检测阳性，所检测菌株为布鲁氏菌（图 3-1）。

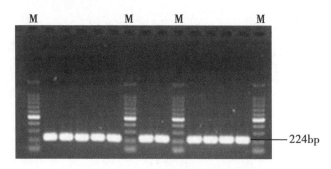

M：100bpMarker。布鲁氏菌长度为224bp。

图 3-1　BCSP31-PCR 电泳图谱

二、实时荧光 PCR

针对 BCSP31 基因的 TaqMan 探针实时 PCR 检测方法,远高于普通 PCR 的灵敏度。引物及探针序列见表 3-3。

表 3-3　实时荧光 PCR 引物、探针序列

引物名称	序列
BCSP31FP	5′ -ACC TTG CCC TTG CCA TCA T-3′
BCSP31RP	5′ -AGT CCG GCT TTA CGC AGT CA-3′
探针 BCSP31PR	FAM-TGC CGT TAT AGG CCC AAT AGG CAA CG-BHQ1

(一)器材及试剂

1. 器材　无菌 0.2ml PCR 管, 10μl、20μl、200μl 的移液器及移液器吸头。

2. 试剂　2×Premix Ex Taq(Probe qPCR)、三蒸水、引物、探针、待检菌株核酸。

(二)方法步骤

1. 反应体系见表 3-4。

2. 扩增参数　预变性 95℃, 2min。95℃, 20s; 60℃, 30s, 40 个循环。在退火阶段检测荧光信号。

(三)结果判定

布鲁氏菌属各种(型)均能特异地扩增出荧光曲线,见图 3-2,其他非布鲁氏菌均不能扩增。

表 3-4 实时荧光 PCR 反应体系

成分	体积 /μl	浓度
2 × Premix Ex Taq（Probe qPCR）	10	
BCSP31FP	0.4	0.2μmol/L
BCSP31RP	0.4	0.2μmol/L
探针 BCSP31PR	0.4	0.2μmol/L
三蒸水	6.8	
DNA Template	2	10~100ng
总体积	20	

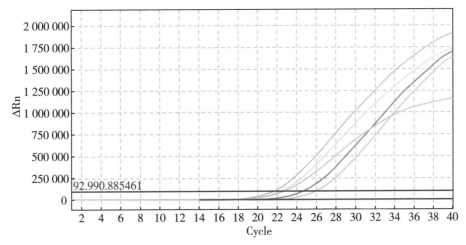

图 3-2 布鲁氏菌株实时荧光 PCR 扩增图谱

三、数字 PCR

（一）原理

微滴式数字 PCR（Digital PCR）以下简称 ddPCR。是近几年发展起来的第三代数字 PCR 技术,相较于普通 PCR 而言 ddPCR 技术的定量方法不依赖于标准曲线,敏感性和准确性也高于传统检测方法。

ddPCR 技术的基本原理是将进行传统 PCR 扩增的体系进行极限的稀释,分割成千上万个纳升级的微滴,每一个小微滴中都是一个独立的扩增体系。经 PCR 扩增后,逐个对每个微滴进行检测,扩增后的微滴根据其荧光信号的幅度分为含有目标分子的液滴（阳性）

和不含目标分子的液滴（阴性），一个液滴可能只能包含一个目标分子。最后微滴读取时，仪器会自动应用泊松分布的原理对每一个液滴/反应体系进行分析，有荧光信号的微滴判读为1，没有荧光信号的微滴判读为0。

（二）数字 PCR 引物、探针序列（表3-5）

表3-5　数字 PCR 引物、探针序列

细菌	引物名称	序列顺序 5'-3'
Brucella	Bcsp31FP	F：GCTCGGTTGCCAATATCAATGC
	Bcsp31RP	R：GGGTAAAGCGTCGCCAGAAG
	Bcsp31PR	P：FAM - AAATCTTCCACCTTGCCCTTGCCATCA- BHQ1

（三）器材及试剂

1. 主要试剂　ddPCR™ for Probe supermix，微滴制备油（DG Oil），微滴制备卡，微滴制备卡垫，PCR 板（数字 PCR 配套），锡纸膜，ddPCR™ Droplet Reader Oil。

2. 主要仪器　微滴式数字 PCR 检测系统 QX200 Droplet Digital™ PCR Application Guide（BIO-RAD，美国）包括：微滴生成仪、微滴分析仪、封膜仪和 QuantaSoft 软件；梯度 PCR 仪（德国）。

（四）方法步骤

1. 反应体系（表3-6）

表3-6　数字 PCR 的反应体系

成分	体积（容积）/μl	浓度
ddPCR™ for Probe supermix	10	800nmol/L
Bcsp31FP	1.6	
Bcsp31RP	1.6	
Bcsp31PR	0.8	400nmol/L
三蒸水	5.9	
DNA Template	1	
总体积/总容积	20	5~50ng

2. 扩增程序

预变性　95℃　　10min

变性　　95℃　　30s

退火　　55.3℃　1min ⎬ 40个循环

酶失活　98℃　　10min

（五）结果判定

将经过普通 PCR 仪扩增的产物放入 QX200 Droplet Reader 仪器中,电脑上打开 QuantaSoft 软件,设置好程序,等待最终检测结果。含有目标分子的液滴（阳性）为蓝色,不含目标分子的液滴（阴性）为灰色（图 3-3 ）。

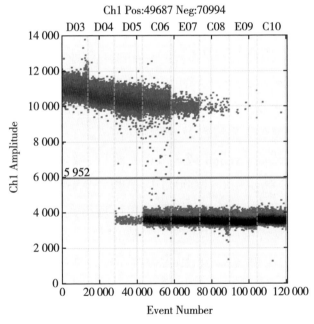

图 3-3　数字 PCR 检测标准菌株稀释结果图

四、等温扩增检测技术

（一）环介导等温扩增检测（loop mediated isothermal amplification, LAMP）技术

1. LAMP 技术原理　2000 年,日本学者 Notomi 等人发明了一种在恒温条件下实现靶基因高效扩增的新型核酸检测技术,称为环介导等温扩增检测(LAMP)。LAMP 技术是利用可识别靶序列 8 个特异性区域的引物(F3、B3、FIP、BIP、LF、LB)和具有链置换活性的 *Bst* DNA 聚合酶,实现短时间(约 60min)内,将少量 DNA 模板呈指数倍扩增的核酸检测技术。其原理是内引物(FIP/BIP)首先与靶序列结合,在 *Bst* DNA 聚合酶的作用下延伸为双链。随后,外引物(F3/B3)与双链 DNA 的 5′ 端结合,在一端形成茎环状结构。另一端经过同样反应过程,形成两端为环的哑铃状结构。此外,在 LAMP 扩增反应中引入环引物(LF、LB)可缩短反应时间,获得更高的检测效率。LAMP 反应的最适温度在 60~69℃之间,无须变性,扩增速度大幅提升,能够将痕量的核酸(微量核酸,尤其是 DNA)模板扩增到可以检出的水平,从单个模板分子得到 10^9~10^{10} 扩增产物,检测灵敏度可达 20 个拷贝左右,检测过程不需要复杂的样品处理,适用于无法提取核酸的实地检测。此外,LAMP 扩增产物可通过染料法、实时荧光、琼脂糖凝胶电泳或纳米生物传感条(LFB)读取结果。本部分主要就布鲁氏菌 LAMP 检测流程及步骤进行介绍。

2. 仪器与试剂 0.5ml 或 1.5ml 灭菌管、微量移液器(0.5~10μl、10~100μl、20~200μl、100~1 000μl)、带滤膜枪头(10μl、20μl、200μl、1 000μl)、PCR 反应管(0.2ml)或 PCR 反应 8 连管、冰盒或者冰(碎冰)、冷却用铅或者铝制反应试管架、瞬时离心机、低温高速离心机、PCR 热循环仪、恒温金属浴、恒温水浴锅、旋涡混合器、简易微量离心机、可视化试剂[羟基萘酚蓝(HNB)、钙黄绿素、SYBR Green I、孔雀绿]、实时浊度仪、琼脂糖、核酸染料(溴化乙锭、吖啶橙染料等)、紫外线照射装置(波长 240~260nm、350~370nm)、宽幅眼镜或防护面罩、紫外可见分光光度计、细菌基因组 DNA 提取试剂盒、脱氧核糖核酸恒温扩增试剂盒、生物传感条(LFB)。

3. 方法

(1)LAMP 引物:根据表 3-7 所提供的引物序列合成 *Brucella*-LAMP 反应所需要的扩增引物,推荐使用高效液相色谱法(high performance liquid chromatography, HPLC）纯化级引物。1套 *Brucella*-LAMP 引物（6条），包括两条外引物（F3 和 B3）、两条内引物（FIP 和 BIP）以及两条环引物（LF 和 LB），引物序列和修饰位点见表 3-7。

表 3-7 *Brucella*-LAMP 引物

引物	序列	长度
F3	5′ -TTACCCGGAAACGATCCAT-3′	19nt
B3	5′ -TCAGGTGTTCAGCCTTGA-3′	18nt
FIP	5′ -CATCCAGCGAAACGCGCTTGTGCGCGTAAGGATGCAAAC-3′	39mer
FIP*	5′ -FITC-CATCCAGCGAAACGCGCTTGTGCGCGTAAGGATGCAAAC-3′	39mer
BIP	5′ -CGGGTTCTGGCACCATCGTCTCTTCCGTGAGGCCGTAG-3′	30nt
LF	5′ -TCAGGTCTGCGACCGAT-3′	17nt
LB	5′ -GCGCGTATCGTTCTTGA-3′	17nt

（2）环介导等温扩增检测（LAMP）

1）取 –20℃或者 4℃条件下保存的各种试剂在室温下解冻,解冻后立刻放置于冰上保存。

2）预混溶液的配制:LAMP 反应的 25μl 的混合液包括 12.5μl 的缓冲液（2X）、0.4μmol/L 的外引物 F3 和 B3、0.8μmol/L 的环引物 LF 和 LB、1.6μmol/L 的内引物 FIP 和 BIP、0.4mmol/L 的生物素 -14-dCTP、1μl *Bst* DNA 聚合酶,1μl 模板或 5μl 临床标本 DNA,1μl 显色指示剂,加双蒸水至 25μl。

3）将已配制好、分装完毕的 PCR 反应管置于恒温设备中,在 63℃下恒温孵育 40min。

4）在 85℃下反应 5min 或在 95℃下反应 2min,使反应酶灭活以终止反应。

5）该方法可使用显色指示剂、实时浊度、1.5% 琼脂糖凝胶电泳、纳米生物传感条（LFB）进行结果确认。

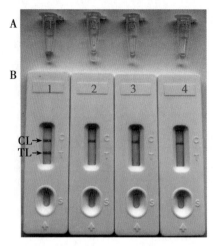

A. 孔雀绿可视化试剂显色变化；B. LFB 生物传感条验证结果

图 3-4 *Brucella*-LAMP 扩增产物验证

注：A1/B1，阳性扩增；A2/B2，阴性扩增（沙门氏菌）；A3/B3，阴性扩增（金黄色葡萄球菌）；A4/B4，阴性对照（双蒸水）。

4. 结果判定 本部分以孔雀绿显色指示剂为例，其中，阳性扩增管显蓝色，阴性为无色或淡蓝色（图 3-4）。纳米生物传感条（LFB）：阳性扩增 CL 和 TL 线均为红色，阴性 CL 为红色且 TL 不显色（图 3-4）。

（二）多交叉置换扩增（multiple cross displacement amplification，MCDA）检测技术

1. MCDA 技术原理 2015 年，中国学者 Yi Wang 等人在 LAMP 扩增的基础上发明了一种高效的靶基因扩增技术，称为多交叉置换扩增（MCDA）。MCDA 原理与 LAMP 类似，其针对目的基因的 10 个识别区域设计 10 条特异性引物（包括置换引物 F1 和 F2，扩增引物 C1、C2、D1、D2、R1 和 R2 及交叉引物 CP1 和 CP2），在 *Bst* DNA 聚合酶的作用下实现靶基因高效扩增，进而达到准确检测目标病原菌的目的。MCDA 反应的最适温度在 60~70℃之间，其检测灵敏度可达 10 个拷贝左右。为防止开盖检测带来的气溶胶污染，反应体系中可加入尿嘧啶 -DNA 糖苷酶（uracil-DNA glycosidase，UDG），利用其可催化水解 DNA 中的尿嘧啶碱基与核糖之间的 N- 糖苷键，释放游离尿嘧啶碱基，达到去除气溶胶污染的目的（反应体系参见方法部分）。此外，MCDA 扩增产物也可通过可视化染料法、实时荧光、琼脂糖凝胶电泳或纳米生物传感条（LFB）进行验证。本部分主要就布鲁氏菌 MCDA 等温扩增技术的检测流程及步骤进行介绍。

2. 仪器与试剂 0.5ml 或 1.5ml 灭菌管、微量移液器（0.5~10μl、10~100μl、20~200μl、100~1 000μl）、带滤膜枪头（10μl、20μl、200μl、

1 000μl）、PCR 反应管（0.2ml）或 PCR 反应 8 连管、冰盒或者冰（碎冰）、冷却用铅或者铝制反应试管架、瞬时离心机、低温高速离心机、PCR 热循环仪、恒温金属浴、恒温水浴锅、旋涡混合器、简易微量离心机、可视化试剂（HNB、钙黄绿素、SYBR Green I、孔雀绿）、实时浊度仪、琼脂糖、核酸染料（溴化乙锭、吖啶橙染料等）、紫外线照射装置（波长 240~260nm、350~370nm）、宽幅眼镜或防护面罩、紫外可见分光光度计、细菌基因组 DNA 提取试剂盒、脱氧核糖核酸恒温扩增试剂盒、生物传感条（LFB）。

3. 方法

（1）MCDA 引物：根据表 3-8 所提供的引物序列合成 *Brucella*-MCDA 反应所需要的引物，推荐使用 HPLC 纯化级引物。10 条 *Brucella*-MCDA 引物包括 F1、F2、C1、C2、D1、D2、R1、R2、CP1 和 CP2，引物序列和修饰位点见表 3-8。

表 3-8　*Brucella*-MCDA 引物

引物	序列	长度
F1	5′ -TCGGTTGCCAATATCAATGC-3′	20nt
F2	5′ -GAACCCGGCTCATCCAG-3′	17nt
CP1	5′ -CGTTATAGGCCCAATAGGCAACGTATCAAGTCGGGCGCTCT-3′	41mer
CP2	5′ -GGCGACGCTTTACCCGGAAAGCCTTTCAGGTCTGCGA-3′	37mer
C1	5′ -CGTTATAGGCCCAATAGGCAACGT-3′	24nt
C1*	5′ -FITC-CGTTATAGGCCCAATAGGCAACGT-3′	24nt
C2	5′ -GGCGACGCTTTACCCGGAAA-3′	20nt
D1	5′ -ACTGCGTAAAGCCGGACT-3′	18nt
D2	5′ -CGTAAGGATGCAAACATCAA-3′	20nt
R1	5′ -GCCCTTGCCATCATAAAG-3′	18nt
R2	5′ -AAGGTGGAAGATTTGCG-3′	17nt

（2）MCDA 检测

1）取 −20℃或者 4℃条件下保存的各种试剂在室温下解冻，解冻后立刻放置于冰上保存。

2）MCDA预混溶液的配制：12.5μl Buffer（2×），1μl Bst DNA聚合酶（2.0），1μl可视化指示剂，F1和F2各0.4μmol/L，C1、C2、D1、D2、R1和R2各0.8μmol/L，CP1和CP2各1.6μmol/L，1.4mmol/L脱氧腺苷三磷酸（dATP）、1.0mmol/L脱氧胞苷三磷酸（dCTP）、0.4mmol/L biotin-14-dCTP、1.4mmol/L脱氧鸟苷三磷酸（dGTP）、1.4mmol/L脱氧尿苷三磷酸（dUTP），0.3μl AUDG（0.3U），1μl分离培养物DNA或5μl临床标本DNA，补充双蒸水至25μl。

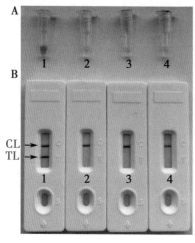

A. 孔雀绿可视化试剂显色变化；B. LFB生物传感条验证结果

**图 3-5 *Brucella*-MCDA
扩增产物验证**

注：A1/B1，阳性扩增；A2/B2，阴性扩增（沙门氏菌）；A3/B3，阴性扩增（金黄色葡萄球菌）；A4/B4，阴性对照（双蒸水）。

3）将已配制好、分装完毕的PCR反应管置于恒温设备中，在63℃下恒温孵育40min。

4）在85℃下反应5min或在95℃下反应2min，使反应酶灭活以终止反应。

5）该方法可使用显色指示剂、实时浊度、1.5%琼脂糖凝胶电泳、纳米生物传感条（LFB）进行结果确认。

4. 结果判定　本部分以孔雀绿显色指示剂为例，阳性扩增管显蓝色，阴性为无色或淡蓝色（图3-5）。纳米生物传感条（LFB）：阳性扩增CL和TL线均为红色，阴性CL为红色且TL不显色（图3-5）。

五、基于CRISPR/Cas系统的布鲁氏菌核酸检测方法

（一）CRISPR/Cas系统检测原理

成簇规律间隔的短回文重复序列（clustered regularly interspaced short palindromic repeats，CRISPR）与其蛋白质（CRISPR associated，Cas）共同组成了CRISPR-Cas系统。其按照目前公认的分类系统可

被分为两大类(Class Ⅰ 和 Class Ⅱ),6 种亚型。Ⅰ类 CRISPR-Cas 系统包括Ⅰ、Ⅲ和Ⅳ型,由多个效应蛋白组成的复合物来发挥作用,其中每个蛋白在效应过程中执行单一功能。Ⅱ类 CRISPR-Cas 系统包括Ⅱ型(Cas9)、Ⅴ型(Cas12 和 Cas14)、Ⅵ型(Cas13 家族)依靠单个蛋白即可发挥作用。

CRISPR-Cas12/Cas13 系统常被应用于布鲁氏菌检测中。CRISPR-Cas12a 检测平台检测原理为,Cas12a 蛋白首先与相应的 crRNA 结合形成 Cas12a-crRNA 复合体,随后识别目标 DNA 处前间隔序列邻近基序(protospacer-adjacent motif, PAM),crRNA 与 DNA 双链中的目标链互补结合形成 R 环,DNA 双链解螺旋,RuvC 核酸内切酶催化位点构象激活,由于该核酸内切酶位点每次只能嵌入一条 DNA 链,因此目标 DNA 双链依次断裂,首先剪切非目标链,随后剪切目标链。切割产物从复合上释放出去后,Cas12a 蛋白的 RuvC 核酸内切酶催化位点保持激活状态,激活其反式切割活性,可随机剪切降解任意单链 DNA。

基于 CRISPR-Cas13a 核酸检测方法的基本原理为脱氧核糖核酸(deoxyribo nucleic acid, DNA)扩增后,扩增产物在 T7 RNA 聚合酶的作用下转录为单链核糖核酸(single-stranded ribonucleic acid, ssRNA),CRISPR RNA(crRNA)识别 ssRNA 上的与其互补的靶点序列后,激活 Cas13a 蛋白,切除靶 ssRNA 和体系中的其他 RNA 序列(包括荧光报告 RNA),荧光报告 RNA 被切除后产生荧光信号,指示目标核酸的存在。

目前较为常用的 CRISPR 检测布鲁氏菌的方法主要将 CRISPR 方法与重组酶聚合酶扩增(recombinase polymerase amplification, RPA)相结合,先进行等温扩增后加入 CRISPR-Cas 系统的分步式检测方法。根据其结果判定方法不同可分为荧光法、终点可视荧光法和侧流层析试纸条法等。

(二)器材及试剂

1. 器材　移液枪与枪头、离心管、离心机、恒温金属浴、荧光

PCR 仪（荧光法）、发光二极管（LED）蓝光仪（终点可视荧光法）、侧流层析试纸条。

2. 试剂 RPA 核酸扩增试剂盒、crRNA、Cas 蛋白、荧光报告因子、NTP mix、RNase inhibitor、DDH2O、缓冲溶液。另外，CRISPR-Cas13 系统检测 DNA 时还需 T7 RNA 聚合酶。

（三）操作方法

1. 引物与探针 首先根据布鲁氏菌保守序列设计 RPA 引物与探针，如后续应用 CRISPR-Cas13 检测系统需在上游引物的 5′ 端加入一段 T7 启动子序列。根据所选择 CRISPR 检测系统 Cas 蛋白的不同，设计不同的 crRNA 与荧光报告因子。如选择 CRISPR-Cas13 检测系统其设计的 crRNA 还应包含 T7 启动子序列。

2. 反应体系 CRISPR-Cas 检测系统反应体系中含有 crRNA、Cas 蛋白、荧光报告因子、NTP mix、RNase inhibitor、缓冲溶液、DDH$_2$O 和模板（CRISPR 反应体系中的模板为等温扩增后的产物）。由于不同 CRISPR 检测体系所对应可检测的靶基因不同，CRISPR-Cas12a 检测系统可直接检测靶基因为 DNA 的样本，而 CRISPR-Cas13a 检测系统应用于检测靶基因为 RNA 的样品，在检测布鲁氏菌时须先进行 T7 转录反应，将 DNA 转录为 RNA，再进行 CRISPR 检测反应。故在体系中加入 T7 RNA 聚合酶启动转录反应，使转录反应与 CRISPR 检测反应在同一体系下进行。

3. 检测 根据其结果判定方法不同，可采取不同的检测方式。首先将配好的 RPA 扩增体系放入恒温金属浴反应，然后加入 CRISPR 反应体系中。荧光法采用 PCR 仪进行荧光信号检测，每分钟检测 1 次荧光信号，持续收集 30min 荧光信号。终点可视荧光法需将孵育后的检测反应管放置 LED 蓝光仪下进行观察鉴定。侧流层析试纸条法使用试纸条，将其放置于检测反应管中，5~10min 后进行观察鉴定。

（四）结果判定

1. CRISPR-Cas12a/Cas13a 布鲁氏菌核酸检测方法（荧光法）

采用荧光 PCR 仪持续收集荧光信号,含有布鲁氏菌核酸的反应管能特异性的扩增出荧光曲线。

2. CRISPR-Cas12a/Cas13a 布鲁氏菌核酸检测方法(终点可视荧光)　含有布鲁氏菌核酸的反应管终点可视荧光法检测后,其反应管呈现可视化的相对应荧光探针颜色的荧光,而不含有布鲁氏菌核酸的反应管则无荧光出现。

3. CRISPR-Cas12a/Cas13a 布鲁氏菌核酸检测方法(侧流层析试纸条)　含有布鲁氏菌核酸的反应管采用侧流层析试纸条检测时,同时出现检测线和控制线且检测线颜色明显。而不含有布鲁氏菌核酸的反应管控制线颜色明显,无检测线或检测线极弱。

第三节　布鲁氏菌种型鉴定

一、AMOS 聚合酶链式反应(AMOS-PCR)

AMOS-PCR 是 Abortus、Melitensis、Ovis 及 Suis 第一个字母的缩写方法命名的 PCR 方法。可鉴定牛种布鲁氏菌(1、2、4 型),羊种布鲁氏菌(1、2、3 型),猪种布鲁氏菌(1 型)以及绵羊附睾种布鲁氏菌(表 3-9)。

表 3-9　AMOS 聚合酶链式反应引物序列、产物长度

	引物名称	序列	长度(bp)
上游	A 牛种 1, 2, 4 型	GACGAACGGAATTTTTCCAATCCC	498
	M 羊种 1, 2, 3 型	AAATCGCGTCCTTGCTGGTCTGA	731
	O 猪种 1 型	CGGGTTCTGGCACEATCGTCG	285
	S 绵羊附睾种	GCGCGGTTTTCTGAAGGTTCAGG	961
下游	IS711	TGCCGATCACTTAAGGGCCTTCAT	

(一)器材及试剂

1. 器材　无菌 0.2ml PCR 管,10μl、20μl、200μl 的移液器及移

液器吸头。

2. 试剂 2×MIX Buffer、三蒸水、引物、琼脂糖凝胶,待检菌株核酸。

(二)方法步骤

1. AMOS-PCR 反应体系(表 3-10)

表 3-10 AMOS 聚合酶链式反应引物序列、产物长度

成分	体积 /μl	浓度
2×MIX Buffer	10	1×Buffer
Primer IS711	0.4	0.2μmol/L
Primer A	0.4	0.2μmol/L
Primer M	0.4	0.2μmol/L
Primer O	0.4	0.2μmol/L
Primer S	0.4	0.2μmol/L
三蒸水	7.5	
DNA Template	0.5	10~100ng
总体积	20	

2. 扩增参数 预变性 95℃,5min。变性 95℃,1min;退火 60℃,1min;延伸 72℃,1min,40 个循环。最后延伸 72℃,10min。

3. 凝胶电泳 PCR 产物在 1.5% 琼脂糖上电泳,在凝胶成像系统中观察结果。

(三)结果判定

阳性对照出现特异性条带,阴性对照未出现条带时实验成立。样本出现预期大小的 DNA 条带。AMOS-PCR 根据条带情况可鉴别布鲁氏菌牛种 1、2、4 型(498bp)、羊种布鲁氏菌(731bp)、猪种 1 型(285bp)、绵羊附睾种(961bp)。

AMOS-PCR 检测方法只能对 4 个种的某些生物型布鲁氏菌进行鉴定,实验时具体分析使用。这些布鲁氏菌种型是目前国内主要引

起人感染的流行菌种(型),鉴定结果与传统方法符合率较高,操作安全且简单快速,是一种布鲁氏菌快速鉴定试验方法(图3-6)。

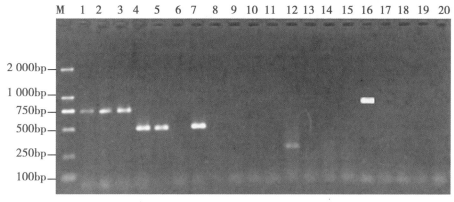

M,Marker;1.国际标准羊种1型分离株;2.国际标准羊种2型分离株;3.国际标准羊种3型分离株;4.国际标准牛种1型分离株;5.国际标准牛种2型分离株;6.国际标准牛种3型分离株;7.国际标准牛种4型分离株;8.国际标准牛种5型分离株;9.国际标准牛种6型分离株;10.国际标准牛种7型分离株;11.国际标准牛种9型分离株;12.国际标准猪种1型分离株;13.国际标准猪种2型分离株;14.国际标准猪种3型分离株;15.国际标准猪种4型分离株;16.国际标准猪种5型分离株;17.国际标准绵羊附睾分离株;18.国际标准沙林鼠种分离株;19.国际标准犬种分离株;20.阴性对照。

图3-6　19株国际标准菌株 AMOS-PCR 扩增结果

二、实时荧光 PCR

此处介绍的实时荧光 PCR 方法可以在鉴定布鲁氏菌属的基础上鉴定出样本中的布鲁氏菌是否为牛种或羊种。

(一)器材及试剂

1. 器材　无菌 0.2ml PCR 管,10μl、20μl、200μl 的移液器及移液器吸头。

2. 试剂　2×Premix Ex Taq(Probe qPCR)、三蒸水、引物(配成浓度为 10μmol/L)、探针(配成浓度为 10μmol/L)、待检菌株核酸。

引物及探针序列见表3-11(Bru 系列对应布鲁氏菌属的检测、*B. abortus* 系列对应牛种布鲁氏菌的检测、*B. melitensis* 系列对应羊种布鲁氏菌的检测)。

表 3-11 三重实时荧光 PCR 引物、探针序列

引物名称	序列
BruF	CAGAAGGCGCAAATCTTCCA
BruR	GACGTTGCCTATTGGGCCTAT
BruP	FAM-TTGCCATCATAAAGGCCGGTGCC-BHQ1
B. abortus-F	CATGCTCCGTCACATGATGG
B. abortus-R	GTGAAGCCCGCCTGGATG
B. abortus-P	VIC-CCGTGGCGGAAAT-BHQ1
B. melitensis-F	AACAAGCGGCACCCCTAAAA
B. melitensis-R	CATGCGCTATGATCTGGTTACG
B. melitensis-P	Texas Red-CAGGAGTGTTTCGGCTCAGAATAATCCACA-BHQ2

（二）方法步骤

1. 反应体系见表 3-12。

表 3-12 三重实时荧光 PCR 反应体系

成分	体积 /μl
2 × Premix Ex Taq（Probe qPCR）	10
BruF	0.6
BruR	0.6
BruP	0.4
B. abortus-F	0.6
B. abortus-R	0.6
B. abortus-P	0.4
B. melitensis-F	0.6
B. melitensis-R	0.6
B. melitensis-P	0.4
三蒸水	3.2
DNA Template	2
总体积	20

2. 扩增参数 预变性95℃,3min。95℃,15s;61℃,30s,45个循环。在退火阶段检测荧光信号。

（三）结果判定

布鲁氏菌属、牛种布鲁氏菌、羊种布鲁氏菌能特异地扩增出荧光曲线,其他非布鲁氏菌均不能扩增。

第四节　布鲁氏菌基因分型

一、原理

多位点可变数目串联重复序列分析（multiple locus variable number tandem repeats analysis,MLVA）是一个基于PCR技术的分型方法。该方法通过区分基因组上多个可变数目串联重复序列（variable number tandem repeat,VNTR）的重复数来区分菌株。串联重复数不同的核酸片段经位于串联重复的两端引物扩增,通过琼脂糖电泳、测序或毛细管电泳确定扩增产物大小,进而确定串联重复数。此方法分辨率高、重复性好、快速、简便,可用于流行病学溯源分析。目前,国际上布鲁氏菌通用的是基于16个位点的MLVA分型方案（MLVA-16）。16个位点分别是Bruce06、Bruce08、Bruce11、Bruce12、Bruce42、Bruce43、Bruce45、Bruce55、Bruce18、Bruce19、Bruce21、Bruce04、Bruce07、Bruce09、Bruce16、Bruce30。引物名称、引物序列见表3-13。

表3-13　MLVA引物名称和引物序列

引物名称	引物序列（5′-3′）
Bruce06	（L）ATGGGATGTGGTAGGGTAATCG
	（R）GCGTGACAATCGACTTTTTGTC
Bruce08[*]	（L）ATTATTCGCAGGCTCGTGATTC
	（R）ACAGAAGGTTTTCCAGCTCGTC

续表

引物名称	引物序列（5′-3′）
Bruce11	（L）CTGTTGATCTGACCTTGCAACC （R）CCAGACAACAACCTACGTCCTG
Bruce12*	（L）CGGTAAATCAATTGTCCCATGA （R）GCCCAAGTTCAACAGGAGTTTC
Bruce42	（L）CATCGCCTCAACTATACCGTCA （R）ACCGCAAAATTTACGCATCG
Bruce43*	（L）TCTCAAGCCCGATATGGAGAAT （R）TATTTTCCGCCTGCCCATAAAC
Bruce45*	（L）ATCCTTGCCTCTCCCTACCAG （R）CGGGTAAATATCAATGGCTTGG
Bruce55	（L）TCAGGCTGTTTCGTCATGTCTT （R）AATCTGGCGTTCGAGTTGTTCT
Bruce04	（L）CTGACGAAGGGAAGGCAATAAG （R）CGATCTGGAGATTATCGGGAAG
Bruce07	（L）GCTGACGGGGAAGAACATCTAT （R）ACCCTTTTTCAGTCAAGGCAAA
Bruce09	（L）GCGGATTCGTTCTTCAGTTATC （R）GGGAGTATGTTTTGGTTGTACATAG
Bruce16	（L）ACGGGAGTTTTTGTTGCTCAAT （R）GGCCATGTTTCCGTTGATTTAT
Bruce18	（L）TATGTTAGGGCAATAGGGCAGT （R）GATGGTTGAGAGCATTGTGAAG
Bruce19	（L）GACGACCCGGACCATGTCT （R）ACTTCACCGTAACGTCGTGGAT
Bruce21	（L）CTCATGCGCAACCAAAACA （R）GATCTCGTGGTCGATAATCTCATT
Bruce30	（L）TGACCGCAAAACCATATCCTTC （R）TATGTGCAGAGCTTCATGTTCG

注：L引物5′端用FAM荧光基团标记。

二、仪器及试剂

（一）仪器

生物安全柜,金属浴、离心机、DNA 微量分光光度测定仪,常规 PCR 扩增仪,电泳仪、凝胶成像仪、精准移液器（包括：单通道可调 0.5~10μl、2~20μl、10~100μl、20~200μl、100~1 000μl ）。

（二）试剂

细菌基因组核酸 DNA 提取试剂盒、PCR 引物、含有 *Taq* DNA 聚合酶的 Mix、1.5ml 离心管、0.2ml PCR 管、琼脂糖、核酸染料 GoldView、0.5×TBE 电泳缓冲液。

三、操作方法

1. DNA 提取　将连续 3 代培养的布鲁氏菌菌株,用 0.85% 的生理盐水制成菌悬液,100℃金属铬 10 分钟灭活,然后使用细菌基因组 DNA 提取试剂盒进行核酸 DNA 的提取,使用 DNA 微量分光光度测定仪进行核酸 DNA 浓度测定,提取的 DNA 于 –20℃或以下冰箱冻存。

2. PCR 扩增

（1）PCR 反应体系：2×Es Taq mastermix 12.5μl,引物 L 和 R 各 0.4μl（10μmol/L）,DNA 模板 1μl,补充双蒸馏水至 25μl。

（2）PCR 反应条件：95℃预变性,4min；95℃变性 30s,55℃退火 30s,72℃延伸 30s,30 个循环；72℃延伸 5min。

3. PCR 扩增结果检测与分析　PCR 产物送生物技术公司,采用 ABI 3730XL 测序仪进行毛细管电泳,返回结果为 PCR 扩增产物片段长度。查询布鲁氏菌多位点可变数目串联重复序列对照表（图 3-7）,根据产物大小确定各位点 VNTR 的重复次数。

4. 数据分析　使用 BioNumerics（Version 5.1）对 16 个位点进行聚类分析,聚类方式用平均连锁聚类法（Unweighted Pair Group Method with Arithmatic Mean, UPGMA）。将计算的 16 个位点的串

联重复数值资料输入到 mlVAbank（https://microbesgenotyping.i2bc.paris-saclay.fr/databases/view/61/query）与数据库进行比较，以确定菌株基因型别，没有的基因型别向数据库管理员递交并申请新的型别。

Brucella table for alleles assignement [allele calling convention to convert alleles size (bp) into number of repeats (u)]

Panel 1 (agarose2%)														
bruce06-BRU1322_134bp_408bp_3u	140 (1u)	274 (2u)	408 (3u)	542 (4u)										
bruce08-BRU1134_18bp_348bp_4u	312 (2u)	330 (3u)	348 (4u)	366 (5u)	384 (6u)									
bruce11-BRU211_63bp_257bp_2u	257 (2u)	320 (3u)	383 (4u)	509 (6u)	635 (8u)	698 (9u)	887 (12u)	1013 (14u)	1076 (15u)					
bruce12-BRU73_15bp_392bp_13u	[a]302 (7u)	[a]317 (8)	327-332 (9u)	342-347 (10u)	362 (11u)	377 (12u)	392-397 (13u)	407-411 (14u)	422 (14u)	437 (14u)	452 (14u)			
bruce42-BRU424_125bp_539bp_4u	164 (1u)	289 (2u)	414 (3u)	539 (4u)	664 (5u)	789 (6u)	914 (7u)							
bruce43-BRU379_12bp_182bp_2u	170 (1u)	182 (2u)	194 (3u)											
bruce45-BRU233_18bp_151bp_3u	133 (2u)	151 (3u)	169 (4u)	187 (5u)										
bruce55-BRU2066_40bp_273bp_3u	193 (1u)	233 (2u)	273 (3u)	313 (4u)	353 (5u)	393 (6u)	433 (7u)		[a]553 (10u)					
Panel 2A (agarose3%)														
bruce18-BRU339_8bp_146bp_5u	130 (3u)	138 (4u)	146 (5u)	154 (6u)	162 (7u)	170 (8u)	178 (9u)	[a]186 (10u)						
bruce21-BRU329_8bp_148bp_6u	140 (5u)	148 (6u)	156 (7u)	164 (8u)	172 - 175 (9u)									
Panel 2B (agarose3%)														
bruce04-BRU1543_8bp_152bp_2u	144 (1u)	152 (2u)	160 (3u)	168 (4u)	176 (5u)	184 (6u)	192 (7u)	200 (8u)	208 (9u)	216 (10u)	224 (11u)	232 (12u)	240 (13u)	248 (14u)
	256 (15u)	264 (16u)	272 (17u)	280 (18u)	288 (19u)	296 (20u)	304 (21u)	312 (22u)	320 (23u)		360 (28u)			
bruce07-BRU1250_8bp_158bp_5u	134 (2u)	142 (3u)	150 (4u)	158 (5u)	166 (6u)	174 (7u)	182 (8u)	190 (9u)	198 (10u)	206 (11u)	214 (12u)	222 (13u)	230 (14u)	
	246 (16u)													
bruce09-BRU588_8bp_156bp_7u	124 (3u)	132 (4u)	140 (5u)	148 (6u)	156 (7u)	164* (8u)	172 (9u)	180 (10u)	188 (11u)	196 (12u)	204 (13u)	212 (14u)	220 (15u)	228 (16u)
	236 (17u)	244 (18u)	252 (19u)	260 (20u)	268 (21u)	276 (22u)	284 (23u)	292 (24u)						
bruce16-BRU548_8bp_152bp_3u	144 (2u)	152 (3u)	160 (4u)	168 (5u)	176 (6u)	184 (7u)	192 (8u)	200 (9u)	208 (10u)	216 (11u)	224 (12u)	[a]232 (13u)	240 (14u)	248 (15u)
	[b]254 (16u)		[b]270 (18u)											
bruce30-BRU1505_8bp_151bp_6u	119 (2u)	127 (3u)	135 (4u)	143 (5u)	151 (6u)	159 (7u)	167 (8u)	175 (9u)	183 (10u)	191 (11u)	199 (12u)			
Previous Panel 2A member														
bruce19-Bru324_3bp_163bp_36u	76 (7u)		82 (9u)		[a]88 (11u)		163 (36u)		169 (38u)	[c]172 (39u)	[c]175 (40u)	178 (41u)		184 (43u)
	187 (44u)	190 (45u)	193 (46u)		202 (49u)									

图 3-7 布鲁氏菌多位点可变数目串联重复序列对照表

第五节 布鲁氏菌的宏基因组测序分析

近年来，基于高通量测序技术的宏基因组学（mNGS）检测方法逐渐从科研走向临床应用，该方法不依赖微生物培养，借助高通量测序平台，一次性对感染标本中微生物的核酸（DNA/RNA）进行测序（对于 RNA，反转录成 cDNA 后构建文库进行测序）。该方法有助于直接从患者标本中获取布鲁氏菌感染的诊断依据。

一、标本采集及运输要求

mNGS 检测对不同标本的采样量及运输方式均有不同的要求，详见表 3-14。

表 3-14　标本采集及运输要求

标本类型	标本要求
血液标本	1. 采用 Gene seek 收集管 2. 受检者（成人）3~5ml 的静脉血 3. 受检者（婴幼儿）>1.5ml 的静脉血 4. 常温运输，4h 内进行血浆分离
脑脊液标本	1. 采用 5ml 无菌管收集 2. 受检者（成人）1~2ml 脑脊液 3. 受检者（婴幼儿）0.6~1ml 脑脊液 4. 标本采集后，冰袋 2h 内运输
胸腹水	1. 收集于干净消毒的无菌瓶内，封好盖子 2. 胸腹水体积 >10ml 3. 标本采集后，冰袋 2h 内运输
新鲜组织	1. 收集于干净消毒的无菌瓶内，封好盖子 2. 标本采集后，冰袋 2h 内运输

二、测序分析

测序分析包括湿实验和干实验两个操作环节。

1. 湿实验　指文库的构建，包括标本前处理及核酸提取与纯化、破壁处理、裂解、核酸纯化、文库制备、片段化、PCR 富集及文库纯化。具体实验步骤见附录六。

2. 干实验　指上机测序。测序完成后对该批标本产生的原始数据进行分析，首先完成这个测序数据的质控工作，接着去除人源宿主序列，之后与病原体数据库进行序列比对，实现对病原体种属鉴定，从而确定标本中存在的病原体。

第六节　布鲁氏菌的全基因组测序分析

全基因组测序（whole genome sequencing, WGS）近年来在病原细菌的遗传进化、种群迁移和流行分析中被广泛应用。随着基因组测序成本的不断降低和生物信息分析技术的不断进步,细菌WGS的应用不仅局限于上述领域,正在逐步应用到处于疾病预防控制领域前沿阵地的暴发调查和流行病学分析中。细菌基因组学研究领域采用的测序平台有基于短片段测序技术的二代测序平台,如Illumina平台、Ion Torrent平台和BGIseq平台;以及基于长片段测序技术的三代测序平台,如Oxford Nanopore Technologies纳米孔测序技术(nanopore sequencing)和Pacific Biosciences(PacBio)的SMRT(single molecule,real-time)单分子实时测序技术等。目前的细菌全基因组信息基本是基于二代测序(second generation sequencing)也称为高通量测序(high-throughput generation sequencing)技术获得。

一、布鲁氏菌二代测序的样本要求

测序样本需使用新鲜的布鲁氏菌纯培养物进行实验。若样本为冷冻保存的布鲁氏菌,应在生物安全柜内打开保菌管,尽快用接种环刮取冰屑接种于布氏琼脂培养基上。放置于37℃培养箱中,培养期间观察菌株生长情况(牛种菌和绵羊附睾种菌需5%~10%的CO_2),培养24~48h。复苏的菌种一般须传代两次再进行核酸提取。

二、仪器及试剂

1. 仪器 离心机、振荡器、金属浴、核酸定量仪、电泳仪、PCR仪、测序仪等。

2. 试剂 核酸提取试剂、建库试剂、测序试剂等。

三、操作方法

(一)核酸提取及质量要求

将菌株灭活,选择成品DNA提取试剂盒,按说明书的要求进行核酸提取。应格外注意试剂保存、配制和提取过程中的污染问题;核酸纯化过程中尽可能去除抑制剂。

推荐使用简便的荧光染料法或精确的实时荧光定量 PCR 技术（qPCR）测定 DNA 浓度，不能使用基于吸光度测定的方法。一般当起始总 DNA 量大于 10ng 可以采用普通建库试剂盒进行后续实验。合格的 DNA 提取物，其 OD260/OD280 在 1.7~1.9 之间，OD260/OD230 大于 2。DNA 的完整性可用具有核酸片段大小检测功能的设备进行测定，如果出现大部分片段在 200bp 以下，说明 DNA 降解严重，需要制备核酸。

（二）高通量测序技术指标

1. 文库构建

（1）根据不同测序系统的要求，选择相应的建库试剂盒进行文库构建。

（2）浓度：采用核酸荧光检测仪检测文库的浓度，建库后浓度满足不同测序仪上机文库的最低浓度标准。上机前须根据不同测序系统对文库浓度的要求进行定量。

（3）纯度：合格的文库 DNA，其 OD260/OD280 在 1.75~2 之间。

（4）片段长度：采用具有核酸片段大小检测功能的仪器检测文库片段大小和峰型，文库片段大小为插入片段和接头序列的总长度，合格文库插入片段长度应符合所选测序读长的需求；文库主峰明显、无杂峰、无接头、无引物二聚体。

2. 测序及测序数据质量要求

（1）利用高通量测序仪对构建的文库开展测序实验，操作须符合测序仪工作的要求。推荐采用测序读长≥100bp 的双端测序模式，即 PE100 及以上测序。

（2）测序数据从测序仪产出后，应注意数据总量和有效数据量，质控包括评估和去除接头序列、引物序列、低质量序列和冗余序列，参考基因组或目标区域序列比对等步骤。高质量测序数据（Q20）≥1Gb。最终获得的单菌高质量测序数据须为所测细菌种属基因组长度的 100× 或以上，Q30 比例≥85%。

（3）测序实验室应规范测序数据命名方式、储存流程及传输方式。数据储存应采用通用的 FASTQ、BAM、BCL 等格式,便于数据交换及实验室间对比评价。

(三)生信分析

1. 基因组组装 细菌基因组组装(genome assembly)是指使用测序方法将待测菌株的基因组生成序列片段(即 read),并根据 reads 之间的重叠区域对片段进行拼接,先拼接成较长的连续序列(contig),再将 contigs 拼接成更长的允许包含空白序列(gap)的 scaffolds,通过消除 scaffolds 的错误和 gaps,将这些 scaffolds 定位到染色体上,最终得到高质量的全基因组序列的过程。

布鲁氏菌基因组组装可采用 Spades 工具,其官方网址:http://cab.spbu.ru/software/spades/。除 Spades 外,市面上也有很多其他分析组装工具可供选择,例如 Velvet、ABySS、SOAPdenova、CANU、miniasm、Racon、Flyer、Unicycler 等。

基于二代测序中高质量测序数据进行拼接。拼接后,以测序分析的目标基因组作为参照,建议 scaffold 数量 <100 个,测定样品基因组覆盖度≥95%,单碱基错误率低于 10 万分之一。

2. 细菌基因组质控 在开始数据分析之前,一个很重要的工作就是对数据进行评估,评估测序数据质量的好坏,因为数据质量会直接影响到数据分析的结果。FastQC(http://www.bioinformatics.babraham.ac.uk/projects/fastqc/)是一种常用、重要的可用于测序数据质量控制的分析软件。

四、全基因组数据应用

目前基于全基因组测序的数据主要应用于病原细菌分子分型中,使用较多的两种技术是基于全基因组测序的单核苷酸多态性分型(whole genome-based single-nucleotide polymorphism,wgSNP)和核心基因组多位点序列分型(core genome multilocus sequence typing,cgMLST)。

(一)基于全基因组测序的单核苷酸多态性分型(wgSNP)

wgSNP 是指在全基因组序列的水平上比较不同细菌基因组中单

核苷酸多态性（single nucleotide polymorphism，SNP）的信息，从而达到将同一个种内的不同菌株进行分型的目的。wgSNP 基于基因组重测序的方法进行，可以根据参考序列进行比对搜索 SNP，也可以不根据参考序列只在样本之间进行两两或者多重比对搜索 SNP，根据不同个体间的所有 SNP 或者经过一定条件筛选后的 SNP（剔除疑似的重组）进行比对，从而实现分型。

（二）核心基因组多位点序列分型（cgMLST）

多位点序列分型（multilocus sequence typing，MLST）是一种基于核酸序列测定的细菌分型方法。随着测序技术的进步和越来越多的布鲁氏菌基因组序列的公布，将基因组层面的更多基因涵盖进分型方法的 cgMLST 方法也随之产生。cgMLST 是使用细菌核心基因组中的成百上千个基因位点的序列差异对菌株进行区分和分型的方法，这种以基因为单元的比对和分型方法，不但比传统的 MLST 方法具有更高的分辨力，而且与 cgSNP 分型相比降低了对生物信息分析的要求。Mostafa Abdel-Glil 等从 1 325 条布鲁氏菌（包括 *B. melitensis*，*B. abortus*，*B. suis*，*B. canis*，*B. ovis*，*B. neotomae*，*B. ceti*，*B. pinnipedialis*，*B. microti* 和 *B. inopinata*）的全基因序列中筛选出 1 764 个核心基因，建立了布鲁氏菌的 cgMLST 分析方法，并发布在 PubMLST 网站上（https://pubmlst.org/bigsdb?db=pubmlst_brucella_seqdef&page=schemeInfo%20&scheme_id=3）。除了作为新型别发布的数据库外，PubMLST 网站也提供了由用户自行将序列（基因或基因组序列）网页上传后在线分析鉴定型别的功能，为布鲁氏菌的序列分型提供了帮助。

五、全基因组测序技术在布鲁氏菌病疫情防控中的作用

细菌基因组信息在疾病监测和暴发调查研究中的应用可被定义为：根据基因组信息构建病原菌分离株之间的分子流行病学关系，结合其他自然、社会信息，重构传播链，解释传染病的发生和扩散，对疫情进行溯源，进而明确病原体的传播模式和传染病的发生模式。

（一）利用病原菌基因组序列信息鉴别暴发

在常规监测中,对传统流行病学信息确定的散发病例的分离株、所有可能相关的环境和/或食品分离株进行全基因组测序和分析,鉴别聚集性病例或暴发。随后,实验室结果和流行病学信息反馈给感染调查人员,启动流行病学调查,制定针对性的控制措施。

（二）追踪病原菌传播

全基因组分型溯源技术不仅能鉴别暴发,而且能够针对一起暴发菌株,追踪到病原菌的精细传播链,从而实现溯源。基于细菌基因组的传染病暴发溯源方法在多种病原菌的跨国、跨洲、局部暴发以及院内感染暴发的调查中均已被证实可以起到很好的作用。2011年海地霍乱疫情调查是基因组数据应用于追踪病原菌传播的经典案例,其进步之处在于基因组数据区分出PFGE不能区分的菌株。国内比较早的应用是针对2010年云南甲型副伤寒暴发的调查,基于全基因组序列测序及溯源分析,发现患者感染的源头是被医院污水所污染的菜地中所生长的蔬菜。泰国某医院通过其从医院中采样所得的耐甲氧西林金黄色葡萄球菌（methicillin resistant Staphylococcus aureus, MRSA）的细菌基因组序列比对发现,有5株菌株具有非常相近的遗传距离,且采样来自邻近的病房,因此推测物理距离和这次院内病原菌传播具有直接的关联性。在2019年的兰州布鲁氏菌病事件防控中,在溯源工作中也应用了细菌基因组测序技术。

六、wgSNP 代表株及进化树示例（表 3-15,图 3-8）

表 3-15 wgSNP 代表株菌株信息

生物型	Info	ID	AUTHORS
羊种 1 型	*Brucella melitensis* 16M, NCTC 10094	GCF_000740415	BISHOP-LILLY K A 等
羊种 2 型	*Brucella melitensis* 63/9	GCF_000740395	BISHOP-LILLY K A 等
羊种 3 型	*Brucella melitensis* Ether	GCF_000740355	BISHOP-LILLY K A 等

续表

生物型	Info	ID	AUTHORS
牛种 1 型	*Brucella abortus* 544	GCF_000739315	SINGH D K, KUMAR A 等
牛种 1 型	*Brucella abortus* 9-941	NC_006932-NC_006933	HALLING S M 等
牛种 3 型	*Brucella abortus* Tulya	GCF_000157715	WARD D 等
牛种 4 型	*Brucella abortus* 292	GCF_000742275	BISHOP-LILLY K A 等
牛种 5 型	*Brucella abortus* B3196	GCF_000163115	WARD D 等
牛种 6 型	*Brucella abortus* 870	GCF_000740215	BISHOP-LILLY K A 等
牛种 7 型	*Brucella abortus* 63/75	NZ_CP007662-NZ_CP007663	BISHOP-LILLY K A 等
牛种参考基因组	*Brucella abortus* 2308	GCA_018604785	KUMAR A, KUMAR V 等
牛种疫苗株	*Brucella abortus* S19	NC_010740-NC_010742	CRASTA O R 等
猪种 1 型	*Brucella suis* 1330	GCF_000007505	PAULSEN I 等
猪种 2 型	*Brucella suis* 68	GCF_904066045	AKARSU EGGER H 等
猪种 2 型	*Brucella suis* ATCC 23445	NC_010167-NC_010169	SETUBAL J C 等
猪种 3 型	*Brucella suis* 686	GCF_000740255	BISHOP-LILLY K A 等
猪种 4 型	*Brucella suis* 40	GCA_000160275	WARD D 等
犬种	*Brucella canis* NCTC 10854, ATCC 23365	GCF_000018525	SETUBAL J C, 等
沙林鼠种	*Brucella neotomae* NCTC 10084	GCF_900446125	DOYLE S 等
沙林鼠种	*Brucella neotomae* 5K33	GCA_000712255	ALM E 等
绵阳附睾种	*Brucella ovis* NCTC 10512	GCF_900446135	DOYLE S 等
田鼠种	*Brucella microti* CCM 4915	GCF_000022745	AUDIC S, LESCOT M 等
鳍型	*Brucella pinnipedialis* NCTC 12890	GCF_000221005	ZYGMUNT M 等

续表

生物型	Info	ID	AUTHORS
鲸型	*Brucella ceti* NCTC 12891	GCF_000662035	ALM E 等
Brucella papionis	Brucella papionis NCTC 13660	SRR4038994	USDA Animal Plant Health Inspection Service-National Veterinary Services Laboratories

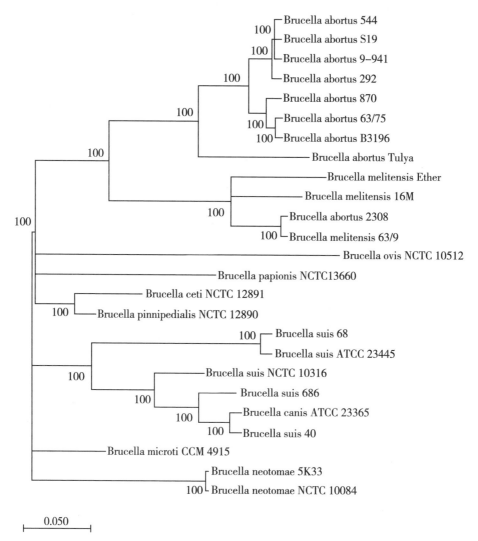

图 3-8　布鲁氏菌代表株的系统遗传进化树

第七节　基质辅助激光解吸电离飞行时间
质谱鉴定布鲁氏菌

一、技术简介及原理

质谱技术自 1912 年第一台质谱仪诞生用于辨别氖元素及其同位素,2002 年突破生物大分子质谱分析瓶颈,到全球范围内普遍用于临床检测、疾病防控、质量监测等众多领域,已有超过百年的发展史。质谱种类繁多,性能和功能差距很大,适用于不同的检测分析领域。用于微生物检测分析的质谱主要是基质辅助激光解吸电离飞行时间质谱(matrix-assisted laser desorption/ionization time of flight mass spectrometry,MALDI-TOF MS)。2008 年微生物鉴定分析用质谱开始在我国起步发展,最初仅用于科研,2013 年质谱微生物检测系统获美国食品药品管理局(Food and Drug Administration,FDA)批准用于致病细菌和酵母菌的临床快速检测,2014 年我国批准首个国产 MALDI-TOF 质谱仪用于微生物鉴定。经过近 10 年的发展,迄今 MALDI-TOF MS 已经成为我国国产化程度最高的质谱仪,在临床检测、传染病防控、质量监测、生态及军事等众多领域广泛用于微生物鉴定分析。本节主要阐述 MALDI-TOF MS 及其在布鲁氏菌检测中的应用。

(一) MALDI-TOF MS 基本原理

MALDI-TOF MS 由进样装置、离子源、质量分析器、检测器和数据分析系统组成,离子源采用 MALDI 软电离源,质量分析器采用飞行时间(time of flight,TOF)分析器。蛋白质是极性很强的生物大分子,对热不稳定且难于气化。MALDI 源通过脉冲激光提供离子化所需的能量,激光直接轰击蛋白质会对其造成破坏,因此在样品制备过程中需加入在数量上远大于蛋白的基质(10 000∶1),将每个蛋白质分子包围。基质吸收激光轰击的能量并传递给蛋白质分子,使蛋白分子不被激光直接照射破坏并完整地离子化,形成气相分子离子。具体的过程是:激光照射样品与基质形成的共结晶薄膜,基质从激光中吸收能量传递给生物分子,电离过程中将质子转移到生物分子或从生物分子得到质子,使样本分子带上正电荷,由分子转变为离子;在 20kV 的高电压所形成的高压电场中,样品离子加速飞行,当离子飞出离子源后进行无场飞行,按质量大小通过真空飞行先后到达检测器产生电信号,通过数字转换处理形成谱图信号(图 3-9)。

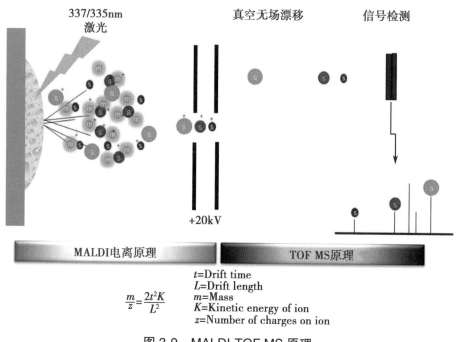

$$\frac{m}{z} = \frac{2t^2K}{L^2}$$

t=Drift time
L=Drift length
m=Mass
K=Kinetic energy of ion
z=Number of charges on ion

图 3-9　MALDI-TOF MS 原理

（二）MALDI-TOF MS 用于微生物鉴定的原理

微生物的核糖体蛋白含量丰富,通过 MALDI-TOF MS 可以快速采集到 2 000 ~20 000Da 质量范围内的核糖体蛋白或多肽形成谱图。在该质荷比范围内谱图受培养基和代谢物的影响较小,对微生物生长阶段差异表达不敏感,并且对高丰度的蛋白表达非常稳定,这些蛋白是微生物进化过程中较保守的蛋白,有良好的重复性,且在属、种水平具有特异性,可以用来确定微生物的属种。在完整的微生物中添加基质辅助细胞裂解,激光激发细胞裂解物(小蛋白或多肽)形成带电粒子,在真空状态下飞行到达检测器,形成电信号,并转化为以质荷比为横坐标、相对强度为纵坐标的肽质量指纹谱,与已构建的标准属、种水平的参考谱库进行比对分析,根据系统的打分标准给出判断,从而实现微生物的鉴定(图 3-10)。

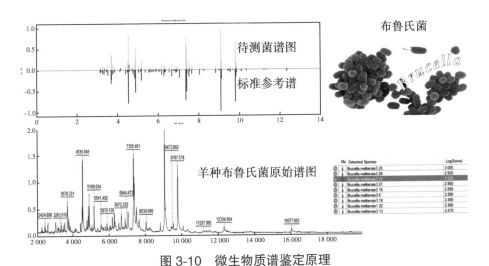

图 3-10　微生物质谱鉴定原理

二、MALDI-TOF MS 鉴定布鲁氏菌

(一)样本前处理

样本肽质量指纹谱的谱图质量是决定 MALDI-TOF MS 微生物鉴定能力的重要因素。除质谱设备硬件、软件因素外,分析前样本的前处理是获得优质谱图的关键。MALDI-TOF MS 微生物鉴定样本前处理方法有直涂法、扩展直涂法、提取法、沉淀涂抹法、一步安全法等。鉴于布鲁氏菌的危险等级,具有生物安全隐患的直涂法、扩展直涂法不适用于布鲁氏菌,建议使用提取法或一步安全法。

1. 纯培养菌落前处理

(1)提取法:提取法也称乙醇/甲酸法或甲酸/乙腈裂解法,适用于大部分微生物菌落,尤其是采用直涂法鉴定效果不理想的菌株。具体操作流程为:刮取适量菌体(液体培养的菌株,需用 PBS 缓冲液清洗一次），加入 300μl 超纯水，混匀，再加入 900μl 无水乙醇（可根据菌量调整水和乙醇用量，但需保证两者比例为 1:3，即两者混合后为 75% 的乙醇），混匀后 12 000r/min 离心 2min，弃去上清液；加入 50μl 70% 的甲酸，混匀，再加入 50μl 乙腈，混匀后 12 000r/min 离心 2min，将 1μl 上清液点在样本靶上，干燥后覆盖 1μl 基质饱和溶液，结晶干燥后上机检测。

提取法增加了预先乙醇灭活步骤，在灭活微生物同时，去除微生物表面低丰度、谱图中重复性差的蛋白峰；甲酸/乙腈裂解可释放出更加丰富的蛋白质，因此，采用提取法可有效改善谱图质量、提高信噪比（S/N）、增加分辨率、提高鉴定率。此法可有效灭活布鲁氏菌，可用于布鲁氏菌菌落鉴定，但样本制备应在相应生物安全等级的实验室进行。

（2）一步安全法：一步安全法，可借助微型滤床实现样本的一步制备，可同时满足蛋白提取和生物安全性的需求。具体操作流程为：在微型滤床中加入适量的样品提取液，接种环刮取适量的待测菌，匀悬在提取液中，盖上滤床盖压出即得到蛋白样本。将 1μl 样本点在样本靶上，干燥后覆盖 1μl 基质饱和溶液，结晶干燥后上机检测。液体培养的菌株须用 PBS 缓冲液清洗一次后进行后续操作。一步安全法可处理 5~200μl 的样本，检测菌量可以从一个单菌落到 5mg。此法由中国疾病预防控制中心传染病预防控制所发明，可有效灭活或截留布鲁氏菌，可用于布鲁氏菌菌落鉴定，样本制备应在相应生物安全等级的实验室进行。

2. 体液样本前处理

（1）菌血样本：血液中感染的布鲁氏菌可通过 MALDI-TOF MS 进行直接鉴定，但需要血培养瓶增菌使得浓度达到所用质谱设备的检测限。血培养瓶报警后，通过革兰氏染色初步判断是否为混合细菌或真菌感染。上质谱检测前的样本可通过差速离心富集法、血清分离胶法、试剂盒处理法等进行样本前处理。

1）差速离心富集法：此法的基本原理是"低速离心去杂质，高速离心留沉淀"。革兰氏染色确认为单一细菌后进行如下操作：培养瓶上下颠倒混匀，放置几分钟，待大多数细胞和树脂颗粒沉淀至管底时取2ml上清液置于15ml螺帽无菌离心管内，加8ml无菌生理盐水混匀，600r/min，离心10min。取1ml上清液，加入1ml去离子水，置于1.5ml离心管中，12 000r/min，离心2min，弃上清液；加入300μl去离子水和900μl无水乙醇混匀，12 000r/min，离心2min，弃上清液，室温晾干沉淀；加入30μl 70%甲酸和30μl纯乙腈，混匀，12 000r/min，离心2min；取1μl上清液点靶，干燥后覆盖1μl饱和基质溶液，干燥后上机检测。

2）血清分离胶法：①分离杂质。抽取报警瓶混匀全血3ml，转移至黄帽真空采血管内混匀，1 200r/min，离心10min，因真空采血管中含有分离胶和促凝剂，离心后培养基中的血细胞及杂质被离心至分离胶下层，弃去上清液后在分离胶边缘可见灰白色沉淀。②富集菌体。灰白色沉淀加入300μl去离子水，悬浮菌体并吸出转移至1.5ml离心管中。③裂解。加入900μl无水乙醇，混匀后，12 000r/min，离心2min，弃上清液并晾干沉淀；加入20~50μl 70%甲酸，混匀后加入50μl乙腈；再次混匀，12 000r/min，离心2min，上清液即为待检测样本。

3）试剂处理盒法：SepsiTyper Kit是Bruker公司用于血培养阳性快速鉴定的试剂盒，可在血培养增菌超过仪器检测限时（大于10^5CFU/ml）采用MALDI-TOF MS直接进行病原鉴定。具体使用方法：①洗涤。用注射器抽取报警瓶培养液1~1.5ml于离心管中，加入裂解缓冲液200μl，振荡混匀15s，12 000r/min，离心1min，弃上清液；沉淀中加入1ml洗涤缓冲液，振荡混匀15s，12 000r/min，离心1min，弃上清液；加入75%乙醇溶液1ml重悬，振荡混匀，12 000r/min，离心2min，弃上清液。②裂解。待沉淀物完全干燥，等量加入70%甲酸溶液和乙腈各10~30μl，吹打混匀，12 000r/min，离心1min，上清液即为待检测样本。

（2）尿液样本：中段尿易获得、标本量大、可反复送检，多见感染大肠埃希菌、肠球菌,布鲁氏菌感染在动物尿液中可分离到菌。若感染一种细菌且达到一定量,即可采用 MALDI-TOF MS 直接鉴定。具体操作:采用流式细胞仪进行尿液细菌计数,若样本细菌计数 $>10^5$CFU/ml,可继续进行;将 1ml 尿液(可适当增加)置于 1.5ml 离心管,2 000r/min,离心 30s,去除白细胞;将上清液转移至新的离心管,12 000r/min,离心 5min,去除上清液,用去离子水洗涤沉淀一次,离心后去除上清液,晾干沉淀;沉淀中加入 70% 甲酸水溶液 3μl,吹吸混匀后加入 3μl 乙腈,混匀,12 000r/min,离心 2min,取 1μl 上清液点靶,干燥后覆盖 1μl 饱和基质溶液,干燥后上机检测。

（3）其他液体标本:脑脊液、胸腹水、脓肿穿刺液、心包积液、关节腔积液、房水等体液标本,如果菌量大(细菌计数 $>10^5$CFU/ml),革兰氏染色为单一细菌,也可采用 MALDI-TOF MS 进行感染菌鉴定,前处理方法同尿液。

（二）检测流程及结果判读

根据样本情况做样本前处理,样本上覆盖饱和基质溶液,干燥后将样本板置于质谱仪进行数据采集,获得样本的肽质量指纹谱图并与数据库中的标准谱图进行检索比对,根据系统的判读规则给出鉴定结果(图 3-11)。

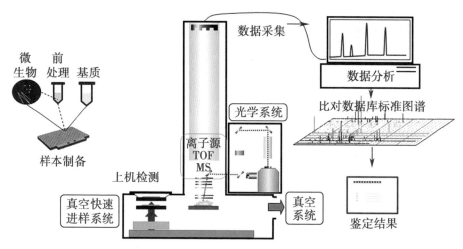

图 3-11　MALDI-TOF 质谱鉴定流程

1. 仪器校准　每次进行微生物鉴定前均应对 MALDI-TOF 质谱设备进行校正。微生物质谱鉴定分析的质量范围在 2 000~20 000Da 之间,有效的分子量范围还可缩小为 3 000~15 000Da。仪器校准的目的是使质谱设备在数据采集范围内的质量数相对准确,符合仪器配套微生物鉴定软件允许的误差范围(根据不同型号的设备,误差范围在 200~800ppm 之间不等)。仪器校正可采用提取法制备的大肠杆菌蛋白,也可购置市售产品,一般质谱设备都可自行删减或添加校正标准峰。

仪器校正流程不同型号的设备略有不同,总体分为两种模式。

(1)先进行仪器校正后采样:在固定校正位置或任意位置(根据不同厂家设备要求选定位置)点校正标准品,调整激光能量采集标准品谱图,打开或调用校正用标准峰列表,确定校正偏差,进行峰值比对校正。

(2)先采集待检测样本谱图及标准谱图,在数据检索分析前,通过标准谱图通过单峰对设备进行总体校正。

2. 数据采集　质谱生产厂家不同,采样模式也有差异,一般设备有自动采样、手动采样两种采样方式,有的设备只有自动采样模式。微生物鉴定用质谱数据采集时,不同质谱设备的参数虽然因厂家、型号不同而各有差异,但针对每一型号的设备,在安装调试后大多数参数都是固定的,无须每次鉴定都调整,但无论哪种型号设备的脉冲激光能量,无论手动采样还是自动采样,都应调节至合适的范围。不同仪器的激光聚焦光路不同,光强衰减率和激光斑点大小都有差异。过高的激光能量会造成峰饱和、降低谱峰分辨率,且会导致结晶样本过度解离弄脏离子源降低灵敏度;能量过低则造成不出峰或影响谱峰信号强度,能量过高过低均影响鉴定结果。手动采样时可自行单点调节激光能量,自动采样时应多点手动采集后确定适中的激光能量或能量范围。

数据采集时应同时采集质控样本,作为系统阳性质控,同时确保前期仪器校正整体无偏差。一般可以采用仪器校正用大肠杆菌样本点即可满足需求。

3. 数据检索与鉴定结果

（1）数据检索：目前微生物鉴定用质谱设备的数据检索分析系统有两种模式。一种是数据采集与数据检索一体化，使用一套软件系统完成采样任务编写、选定参数、数据库，采样结束后即给出检索结果；另外一种模式是数据采集和数据检索分开，各自采用不同的软件系统完成。不同质谱厂家标准数据库的形式也各异，有的数据库可明确展示数据库内属种类型和数量以及相应的特征峰值，并可开放式添加标准谱图；一些数据库为隐藏模式或云端模式，不会展示相关属种及数量等内容。数据检索时，可将检索校正用大肠杆菌作为系统质控样本，确定检索结果正确后再进行批量样本数据检索。

（2）鉴定结果判读：目前商业化 MALDI-TOF MS 微生物鉴定系统的结果判读有三分制、十分制和百分制三种形式。无论哪种打分模式，都给出三种置信区间，分别对应属水平鉴定、种水平鉴定以及未鉴定。结果展示模式也不尽相同，给出一个检测结果或按得分值由高到低给出 5~10 个检测结果或显示结果数量可设置。对于质谱微生物系统无法区分的复合群、近缘菌，即使设备给出可信的结果，也要进行复核，尤其鉴定结果列表中有不同属或种的结果时，必须进行严格复核。

（三）MALDI-TOF MS 鉴定布鲁氏菌常见问题及解决方案

布鲁氏菌为生物安全等级较高的致病菌，在国外厂家民用商业化的数据库中没有相应的参考谱，国内有些厂家的数据库中有部分参考谱库，使用者可利用自己的菌株资源自行添加布鲁氏菌不同属种的标准参考谱。采用 MALDI-TOF MS 鉴定布鲁氏菌在属水平上有很高的特异性，不会造成误判，但因布鲁氏菌种水平肽质量指纹谱差异较小，尤其是羊种、牛种，很容易出现种水平的误判。目前提高鉴定准确性的解决的方案有以下几种。

1. 丰富数据库　在数据库中大量构建布鲁氏菌各种的标准参

考谱,每个种至少要在 10 株菌株以上,采用商业化的常规检索系统进行鉴定时,将鉴定结果中分值最高的结果作为鉴定结果,可提高种水平的准确率。

2. 构建分辨率更高的检索鉴定系统 可采用质谱厂家提供的数据深度处理软件自行构建分辨率更高的判读方法,比如可采用布鲁克公司的 ClinProTools 软件自行构建牛、羊种水平甄别模型,可很好地提高甄别区分能力,也可针对布鲁氏菌感染与非感染人血清进行快速甄别,国内有发明专利详细阐述了相关内容;也可以自行开发基于数学模型的甄别软件对布鲁氏菌种水平进行高可信度的区分。

近两年有文献报道布鲁氏菌属与苍白杆菌属(*Ochrobactrum*)采用 MALDI-TOF MS 会出现误判,羊种布鲁氏菌误判为人苍白杆菌(*Ochrobactrum anthropi*)/(*Ochrobactrum deajoenense*)。从布鲁氏菌属与苍白杆菌属的肽质量谱水平上看,两者的肽质量指纹谱差距很大,采用全球通用的商业化微生物鉴定系统 Biotyper 完全可以进行正确区分,不会造成属水平上的误判出现(图 3-12)。

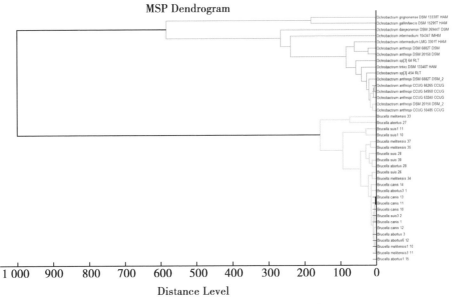

图 3-12 布鲁氏菌属与苍白杆菌属的聚类关系图

三、相关试剂配制

（一）基质

基质的选择、试剂配制和结晶均匀性对分析灵敏度、质量准确性和分辨率均有很大的影响，在基质选择上要考虑以下几方面：①在激光照射下具有很强的吸光度；②分子量不对检测对象造成干扰（分子量<2 000Da）；③经激光照射后可升华；④在高真空环境下稳定性好；⑤促进分析物电离的能力强；⑥与分析物的相容性好；⑦在溶剂中的溶解度高；⑧具有化学惰性。只有少量化合物适合做基质，α-氰基-4-羟基肉桂酸（α-cyano-4-hydroxy cinnamic acid，CHCA）可形成颗粒小而均匀的晶体，在质谱分析中具有良好的分辨率，是微生物鉴定最常使用的基质。

1. 基质溶解液配制　将乙腈、超纯水和三氟乙酸按 20∶19∶1 的比例（1ml 体系一般为 500μl∶475μl∶25μl）依次加入螺帽试管或 Eppendorf 管中，立即盖紧管盖，旋涡混合器振荡 30s 备用。为方便使用可分装多管，室温避光保存。

2. 饱和基质溶液配制　在 1ml 基质溶解液中加入适量 CHCA 充分溶解，逐步加入至过饱和状态，使用旋涡混合器或超声波混合器振荡，有助于基质粉溶解，2 000r/min 离心，取上清液备用。

3. 注意事项　配制好的基质溶液须拧紧盖，室温保存，尽量避免开盖暴露。使用前检查是否澄清透明，如有基质析出，须使用旋涡混合器或超声波混合器至基质充分溶解呈过饱和状态，配制好的基质溶液有效期为一周。

（二）蛋白提取液配制

质谱微生物鉴定所需试剂均为色谱纯级别，所用水须为电阻率 18.2MΩ·cm 的超纯水。

1. 70% 甲酸水溶液　用于扩展直涂法、提取法样本制备。根据使用量，采用超纯水与甲酸配制成 70% 的甲酸溶液。70% 甲酸水溶液可辅助裂解细胞壁。溶液易挥发且有刺激性气味，配制好的溶液室温储存，建议分装，尽量避免开盖暴露。

2. 样本提取液　用于一步安全法样本制备。将上述配制的70% 甲酸与纯乙腈等体积混合即可。

第八节　疫苗株和野毒株的鉴别

我国目前存在的且对人致病的布鲁氏菌种包括牛种、羊种、猪种和犬种布鲁氏菌,在动物上使用的布鲁氏菌疫苗株主要是 S2(猪种)、A19(牛种)和 M5-90(羊种)疫苗,有的地方也使用 M5-90Δbp26 疫苗。实际工作中,了解人感染的布鲁氏菌的种类及其是否为疫苗株感染,对其治疗有重要的意义。

一、器材

荧光 PCR 扩增仪及配套 PCR 管、台式高速冷冻离心机(离心力 ≥12 000g)、冰箱(2~8℃, −20℃, −80℃)、移液器(量程 10μl、100μl、200μl、1 000μl)及配套的无菌枪头(量程 10μl、200μl、1 000μl)。

二、试剂

荧光 PCR 预混液(2×)、ddH2O、PBS 缓冲液(0.1mol/L, pH7.4)、红细胞裂解液、阳性对照(牛种或羊种布鲁氏菌基因组 DNA)、阴性对照(无核酸酶水)、细菌基因组提取试剂盒(商品化)。

三、引物和探针序列及其应用

布鲁氏菌实时荧光 PCR 使用的引物和探针参照表 3-16 的序列合成。引物探针对 1[a] 和 2[b] 用于布鲁氏菌属的检测,称为通用型布鲁氏菌实时荧光 PCR。引物探针对 3~4 用于布鲁氏菌种的鉴定,分别用于牛种、羊种、猪种(或犬种)布鲁氏菌的检测。引物探针对 6~9 用于布鲁氏菌野毒株与疫苗株鉴别,其中,6 和 7 用于 A19 疫苗与野毒株鉴别,8 和 9 用于 S2 疫苗株与野毒株的鉴别。各引物探针对识别的布鲁氏菌对象详见表 3-17。

表 3-16　实时荧光 PCR 方法引物及探针序列

序号	上游引物序列	下游引物序列	探针序列
1[a]	CGCTCGCGCGGTCGGAT	CTTGAAGCTTGCGGACAGTCACC	ACGACCAAGCTGCATGCTGTTGTCGATG
2[b]	CCGGAGCCTATAAGGACGTG	TTGCGTGTATCCTCGTTCCAG	ACCGACCCTTGCCGTTGCCGC
3	CAGTTCTCGAACAAGCTGACG	CTATAATCATTGGCCCGCCGAAAG	CAGCGTGCCAGAACCCGACACAGC
4	AGCGAGATTGGAATAGCTTACCC	CTGGTTACGTTGAATGCAGACAC	CGCCCTGCCACCAGCCAATAACGG
5	CCTGCAAAAAGCAGGAACCA	CCTCCGCCAGTCGTGAAA	ATATGGCCGGCTATCCGCGTTCG
6	GCGGCTTTTCTATCACGGTATTC	CATGCGGCTATGATCTCGGTTACG	ACACGCCCTAGAAACGCCCTTTCGGA
7	CGGGATTCAAACGTCAAA	GGCTTTTCTATCACGGTATTC	TCAATCCACTAGAACGCC#
8	TCGATGGCGATGCCGGA	GCTGGGTCCCCATCGATGA	CGTGTGCCTTCTGG#
9	TCGATGGCGATGCCGGA	GCTGGGTCCCCATCGATGA	CGTGTCTGCCGGTCTGG#

注：[a] 针对布鲁氏菌 IS711 基因。

[b] 针对 Bcsp31 基因。

#MGB 探针，其余为 Taqman 探针。

6～9 引物和探针序列涉及 "一种区分布鲁氏菌 A19 疫苗株与野毒株的分子标记：202110486871.9" "鉴别布鲁氏菌疫苗株 S2 和野毒株的 SNP 分子标记及其应用：202010945299.3" 相关的专利应用，使用者须与专利持有人获许可。

表 3-17　各引物探针对识别的布鲁氏菌流行菌株种类和疫苗类型

应用目的	引物探针序号	牛种布鲁氏菌流行菌株	羊种布鲁氏菌流行菌株	猪种布鲁氏菌流行菌株	犬种布鲁氏菌流行菌株	A19疫苗及其基因缺失株	S2疫苗	M5疫苗及其基因缺失株
布鲁氏菌属	1	+	+	+	+	+	+	+
	2	+	+	+	+	+	+	+
牛种布鲁氏菌	3	+	－	－	－	+	－	－
羊种布鲁氏菌	4	－	+	－	－	－	－	－
猪种(犬种)布鲁氏菌	5	－	－	+	+	－	+	－
A19疫苗与其他菌株鉴别	6	－	－	－	－	+	－	－
	7	+	+	+	+	－	+	+
S2疫苗与其他菌株鉴别	8	+	+	+	+	+	+	+
	9	－	－	－	－	－	+	－

四、样品处理

（一）疑似布鲁氏菌分离株的处理

在 BSL-3 实验室生物安全柜内,用接种环从培养皿上挑取单个疑似菌落或多个经纯培养的疑似菌落,加入含 200μl 的 PBS 缓冲液或 ddH₂O 的离心管中,重悬菌液,密封管盖,然后置于干式加热器,80℃灭活 2h。

（二）临床可疑样品的处理

临床可疑样品的处理需要在生物安全柜内,操作人员须佩戴个人防护装备。

1. 血液　取 200μl 抗凝血至 1.5ml 离心管,加入 1ml 红细胞裂解液,静置 10min。12 000g 离心 5min,弃上清液,保留沉淀。

2. 组织样品（适用于动物）　组织样品（肝、脾、淋巴结、子宫、胎衣等）经研磨后，静置 10min，取 200μl 上清液转移至 1.5ml 离心管。然后，12 000g 离心 5min，弃上清液，保留沉淀。

3. 奶样（适用于动物）　取 200μl 奶样至 1.5ml 离心管，加入 1ml PBS 缓冲液，混匀。12 000g 离心 5min，弃上清液，用无菌棉签擦去残余乳脂，沉淀备用。

4. 精液（适用于动物）　取 100μl 精液加入 1ml PBS 缓冲液，12 000g 离心 5min，弃上层液体，保留沉淀。

5. 样品拭子（适用于动物）　采集阴道、鼻腔、流产物、环境等拭子，将拭子头部浸入 1ml PBS 缓冲液中，振荡混匀。将浸过拭子的 PBS 缓冲液转移至 1.5ml 离心管中，12 000g 离心 5min，弃上层液体，保留沉淀。

五、细菌基因组提取

1. 试剂盒提取法　用商品化的 DNA 提取试剂盒提取灭活的菌悬液或临床样品中的 DNA，提取的 DNA 作为模板，置于 −20℃环境保存备用。

2. 煮沸法　将灭活的菌悬液或临床样品，煮沸 10min 后，12 000g 离心 20s，吸取上清液，于 −20℃环境保存备用。

六、实时荧光 PCR 反应体系

实时荧光 PCR 体系配制按照表 3-18 进行。在每次操作时，应设阴性对照和阳性对照。

表 3-18　实时荧光 PCR 体系配制

组分	加入量 /μl
2× 荧光 PCR 预混液	10.0
上游引物（10μmol/L）	0.4
下游引物（10μmol/L）	0.4

续表

组分	加入量 /μl
探针（10μmol/L）	0.2
无核酸酶水	4.0
样品 DNA	5.0
总体积	20.0

七、实时荧光 PCR 反应程序

将 PCR 扩增管置入荧光 PCR 仪中。95℃预变性 5min；95℃变性 10s，60℃退火延伸 25s，共 40 个循环，在 60℃延伸结束时收集荧光信号。

八、试验成立条件

阳性对照 Ct 值 <26，并出现特异性扩增曲线；阴性对照无 Ct 值，且没有特异性扩增曲线，试验条件成立。

九、结果判定

在满足试验成立的条件下：①样品 Ct 值≤36，且出现特征性的扩增曲线，可判定为布鲁氏菌核酸阳性（或相应种或疫苗株核酸阳性）；②样品无 Ct 值或者无特征性扩增曲线的样品，可判定为布鲁氏菌核酸阴性；③样品 Ct 值 >36，且出现特征性的扩增曲线，须重新检测。重新检测时，模板量加倍，并做 3 个重复；复检后有 2 个以上重复反应 Ct 值≤38，则判为布鲁氏菌核酸阳性，否则判为阴性。

第四章 布鲁氏菌病疫苗质量控制及评价技术

　　布鲁氏菌为胞内寄生菌,临床使用过程中,大多数抗生素对布鲁氏菌病的治疗效果并不理想。疫苗免疫是布鲁氏菌病防控最为有效的方式之一,为了保证布鲁氏菌病疫苗的免疫保护效果、最大限度地保障生物安全,其质量控制及评价则显得至关重要。目前,我国批准使用的兽用布鲁氏菌病疫苗主要经发酵培养、冷冻真空干燥制成。根据《中国兽药典（2020年版）》三部收载及农业农村部公告公布的布鲁氏菌病疫苗质量标准,制造及检验规程,布鲁氏菌病疫苗质量控制包括菌种和成品质量控制两个方面,菌种控制项目有种型鉴定,A、M因子血清检测,毒力测定,免疫原性测定等。成品控制项目有性状检验、纯粹检验、变异检验、活菌计数、剩余水分测定、真空度测定、鉴别检验、安全检验、毒力评价等项目。针对以上检验项目,本章将从实验仪器设备与实验材料、检验步骤、结果判定等方面对布鲁氏菌病疫苗质量控制及评价技术进行阐述。

　　由于布鲁氏菌属于人畜共患病病原体,因此,在检验操作过程中要始终注意个人防护和环境安全。试验结束时,应及时清理工作台面及现场,并将废弃物品进行归类整理。试验剩余样品及使用过的物品应进行无害化处理。

第一节　成 品 检 验

一、性状检验

性状是疫苗等兽用生物制品使用前必须认真检验的第一项重要内容,合格的疫苗首先需要符合以下特点,即无破损,疫苗颜色等外观与质量标准规定的要求相一致,冻干疫苗团块不与瓶壁有粘连,为海绵状疏松团块,稀释后团块迅速溶解,且无异物等。凡包装有裂纹、瓶塞松动或其性状与质量标准不相符者,不得使用。该项检验采用目测法,适用于冻干兽用生物制品的检验。

（一）实验仪器设备与实验材料

1. 待检样品　3 瓶 / 批。

2. 仪器设备　生物安全柜。

3. 实验材料　吸管或移液器（2ml、5ml）、止血钳、生理盐水或 PBS 缓冲液或专用稀释液。

（二）检验步骤

1. 取出待检样品　随机抽检每个编号检品中的 3 瓶样品,使其恢复至室温后,于自然光下观察同批检品不同疫苗瓶中冻干团块颜色是否一致及冻干团块表面有无杂质,观察冻干团块形状和状态;翻转疫苗瓶,轻弹瓶壁或轻磕疫苗瓶,观察冻干团块是否与瓶壁粘连。

2. 无菌打开待检样品　在生物安全柜中打开待检样品,用适宜的稀释液复溶,注意观察比较冻干团块溶解速度,上下颠倒混匀,观察有无不溶的杂质。于自然光下观察检品状态及溶解程度。

3. 记录检验结果　检品颜色是否一致。通常情况下,对产品性状描述包括以下几方面内容:状态,是否易与瓶壁脱离,加入稀释液后是否能保证迅速溶解等。例如:海绵状疏松团块,易与瓶壁脱离,加入稀释液后迅速溶解。

（三）结果判定

不同产品的颜色稍有不同,但同一批次的检品每个最小包装的颜色要一致,一般呈微黄色或黄褐色,但必须符合其检品质量标准性状项下的要求。

二、纯粹检验

细菌类活疫苗须保证菌种无杂菌污染,即保证制品纯粹。在对布鲁氏菌病活疫苗进行质量控制与评价过程中,纯粹检验采用培养法,通过对每批疫苗中随机抽取的 5 瓶待检样品进行培养和观察,保证其在不同培养基、不同温度下无杂菌和真菌生长,即判定为合格。本检验须在至少 D 级环境下生物安全柜中进行。

（一）实验仪器设备与实验材料

1. 待检样品　5 瓶 / 批。

2. 仪器设备　生物安全柜、恒温培养箱。

3. 实验材料　无菌吸管、移液器和配套无菌吸头、无菌培养皿（直径 9cm）、无菌涂布器、1ml 无菌吸管（或带滤芯吸头）、10ml 无菌吸管、无菌生理盐水、硫乙醇酸盐流体培养基（fluid thioglycollate medium, TG）小瓶、硫乙醇酸盐流体培养基（TG）小管、胰酪大豆胨液体培养基（trypticase soy broth, TSB）小管、胰酪大豆胨琼脂培养基（TSA）、酪胨琼脂培养基（peptone from casein agar medium, GA）斜面、适于本菌生长的其他培养基、0.1% 蛋白胨水。该检验所用培养基配方及其质量控制方法见附录三。

（二）检验步骤

1. 样品处理　当样品的原装量大于 1.5ml 时,须用适宜的稀释液恢复至原有体积,取样检验;当样品的原装量小于 1.5ml 时,则用适宜的稀释液复溶至 1.5ml,取样检验。

2. 检验　随机抽取 5 瓶处理好的检品,混匀,分别接种 TG 小管、GA 斜面和适于本菌生长的其他培养基各 2 支,接种时应在液面上方,贴壁加入,每支 0.2ml,1 支置 35~37℃恒温培养,1 支置

23~25℃恒温培养，另用 1 支 TSB 小管，接种 0.2ml，置 23~25℃恒温培养，5 日后观察培养结果。

3. 记录检验结果

（三）结果判定

1. 每批抽检的样品必须 5/5 纯粹生长，判为符合规定。

2. 如果初次检验发现结果可疑或其中 2 瓶（含）以下培养物有杂菌生长，应抽取加倍数量的检品重检，如果重检仍有杂菌生长，则作为污染杂菌处理，判为不符合规定；如果初次检验发现 3 瓶（含）以上有杂菌生长，判为不符合规定。如果允许制品中含有一定数量非病原菌，应进一步作杂菌计数和病原性鉴定。

三、变异检验

布鲁氏菌表型分为光滑型和粗糙型，在外界因素的影响下，部分光滑型布鲁氏菌在培养过程中易变异为粗糙型布鲁氏菌，造成疫苗免疫效力降低的情况发生。布鲁氏菌病活疫苗变异检验采用布鲁氏菌菌落结晶紫染色法检查，多数制品粗糙型菌落数不应超过 5%。该检验须在生物安全柜中进行，且需要保证负压环境，目前用于布鲁氏菌病疫苗变异检验用培养基包括胰蛋白胨琼脂和 TSA 琼脂培养基，检验过程中，须根据不同检品质量标准中变异检验项下的要求，选择适宜的培养基。

（一）实验仪器设备与实验材料

1. 待检样品　1 瓶 / 批。

2. 仪器设备　生物安全柜、恒温培养箱、放大镜或低倍显微镜、旋涡混合器、微波炉或水浴锅。

3. 实验材料　无菌吸管、移液器和配套无菌吸头、试管（18mm×150mm）、无菌试剂瓶、无菌培养皿（直径 9cm）、无菌涂布器、胰蛋白胨琼脂或 TSA、0.1% 蛋白胨水、结晶紫、草酸铵、无水乙醇、纯化水或蒸馏水。

（二）检验步骤

1. 制备培养平板　用胰蛋白胨琼脂或 TSA 于生物安全柜中制备 3 副培养皿（平板），一般每副平板所加培养基体积为 25~30ml，待培养基凝固后，正置于 37℃恒温培养箱中预培养 12~24h，确认培养基无污染后方可取出待用。

2. 样品稀释　按瓶签注明头份数，计算其稀释倍数，将疫苗用适宜稀释液进行稀释至 1 头份 /ml。按标准规定的每头份所含活菌数范围进行估算，进行 10 倍系列稀释，选择 40~200CFU/0.1ml 的稀释度为最终稀释度。

3. 稀释管准备　将放大稀释所用的无菌试剂瓶，及连续稀释用无菌试管依次摆放于生物安全柜中，按计算的检品稀释倍数，分装稀释液。具体方法为：用无菌试剂瓶稀释检品至 10~40ml，使用 10ml 吸管分别向每个无菌试管中加入 9ml 稀释液，并按顺序依次标记待用。

4. 放大稀释　将检品恢复至室温。于生物安全柜中打开疫苗瓶，从装有稀释液的无菌试剂瓶中吸取 3~5ml 稀释液加入疫苗瓶中，待瓶中的疫苗完全溶解后全部吸出加入装有稀释液的无菌试剂瓶中，重复以上操作，盖上疫苗瓶塞，上下颠倒数次，待疫苗全部充分溶解后，小心开启瓶塞，将疫苗瓶中和瓶塞上的稀释液全部吸出，并将两次吸出的疫苗溶液及稀释液充分混匀。

5. 连续稀释　使用吸管或移液器吸取 1ml 混匀后的疫苗稀释液至无菌试管中，旋涡混合器振荡混匀后更换吸管 / 吸头，使用新的吸管或移液器吸取第 1 管中旋涡混合器振荡混匀后的菌液 1ml 加入第 2 支试管，旋涡混合器振荡混匀后更换吸管 / 吸头，吸取第 2 管中旋涡混合器振荡混匀后的菌液 1ml 加入第 3 支试管，以此方式依次稀释至所需最终稀释度。需要注意，每次加入液体时吸管 / 吸头避免接触试管内液面，加入菌液后更换新的吸头并使用旋涡混合器振荡试管 3 次，每次 5s，必须保证检品充分混匀，且应避免旋涡混合器振荡过程中液体碰到管塞。

6. 菌落培养 用移液器分别从最终稀释管中吸取菌液,滴于 3 副平板上,100μl/平板。接着使用无菌涂布器使菌液散开并分布均匀,至肉眼看不到平板上的菌液为止,注意不要将菌液涂布到平板边缘。之后盖上平板盖,于 37℃培养箱中正置培养 30min 后,再倒置培养至少 72h。培养温度应满足检品质量标准要求。

7. 菌落染色及计数 肉眼观察并计数平板中的菌落后,取结晶紫染色液原液(配方见附录)1ml,用无菌蒸馏水 39ml 对其进行 1∶40 稀释。取已长成布鲁氏菌菌落的琼脂平板 3 副,吸取 5ml 稀释后的结晶紫染色液轻轻加到平板中,轻轻摇晃平板,使染液覆盖全部菌落,染色 20s 后倾斜平板,用吸管将染色液吸取后弃入消毒液中,立即用放大镜或显微镜观察菌落,确定光滑型(菌落不着色,边缘整齐、圆润,呈黄绿色)和粗糙型(菌落被染成红、蓝或紫等不同颜色,边缘不整齐,粗糙,有时有裂纹)菌落占有比例情况。

8. 记录菌落数和粗糙型菌落数比例 菌落计数时,应保证平板上未出现菌落片状生长而导致无法计数,且每副平板菌落数均在 40~200CFU 范围之内。

(三)结果判定

按制品质量标准进行判定,每批疫苗 1 瓶检品的 3 副平板的粗糙型菌落数比例均应符合规定。

四、活菌计数

在细菌类活疫苗质量控制及评价过程中,活菌计数是最基本也是最重要的参数之一,其测定结果直接反映了该疫苗的安全性和有效性。该方法采用表面培养法,适用于活菌生物制品活菌计数中菌落形成单位的检验,且操作过程必须保证在负压环境下的生物安全柜中进行。

本方法可选择使用参考品对检验的有效性进行控制,其参考品计数结果应在标示的范围内。若一次检验中使用同批培养基对多批进行检验,则仅需 1 瓶参考品对检验结果的有效性进行控制。若一次检验使用不同批培养基,则每批培养基均各需 1 瓶参考品对检验结果的有效性进行控制。

(一)实验仪器设备与实验材料

1. 待检样品 3 瓶 / 批。

2. 仪器设备 生物安全柜、37℃恒温培养箱、恒温水浴箱、旋涡混合器。

3. 实验材料 无菌吸管、移液器和配套无菌吸头、试管(18mm×150mm)、100ml 无菌试剂瓶、无菌培养皿、无菌涂布器、适宜培养基;适宜稀释液。

(二)检验步骤

1. 制备培养平板 用胰蛋白胨琼脂或 TSA 于生物安全柜中灌制 9 副平板,一般每副平板所加培养基体积为 25~30ml,待培养基凝固后,正置于 37℃恒温培养箱中预培养 12~24h,确认培养基无污染后方可取出待用。

2. 样品稀释 取 3 瓶检品,按瓶签注明头份数,计算其稀释倍数,将疫苗用适宜稀释液进行稀释(如为冻干苗,则先用 10~40ml 稀释液进行放大稀释),定容至 1 头份 /ml。注:按标准规定的每头份所含活菌数范围进行估算,每个样品取 1.0ml,用各制品适宜的稀释液做 10 倍系列稀释,选择最终适宜稀释度(最终稀释度一般选择每个平板菌落数为 40~200CFU 的稀释度)。

3. 稀释管准备 将放大稀释所用的无菌试剂瓶,及连续稀释用无菌试管依次摆放于生物安全柜中,按计算的检品稀释倍数,分装稀释液。具体方法为:用无菌试剂瓶稀释检品至 10~40ml,使用 10ml 吸管分别向每个无菌试管中加入 9ml 稀释液,并按顺序依次标记待用。

4. 放大稀释 将检品恢复至室温。于生物安全柜中打开疫苗瓶,从装有稀释液的无菌试剂瓶中吸取 3~5ml 稀释液加入疫苗瓶中,待瓶中的疫苗完全溶解后全部吸出加入装有稀释液的无菌试剂瓶中,重复以上操作,盖上疫苗瓶塞,上下颠倒数次,待疫苗全部充分溶解后,小心开启瓶塞,将疫苗瓶中和瓶塞上的稀释液全部吸出,并将两次吸出的疫苗溶液及稀释液充分混匀。

5. 连续稀释　使用吸管或移液器吸取 1ml 混匀后的疫苗稀释液至无菌试管中,旋涡混合器振荡混匀后更换吸管 / 吸头,使用新的吸管或移液器吸取第 1 管中旋涡混合器振荡混匀后的菌液 1ml 加入第 2 支试管,旋涡混合器振荡混匀后更换吸管 / 吸头,吸取第 2 管中旋涡混合器振荡混匀后的菌液 1ml 加入第 3 支试管,以此方式依次稀释至所需最终稀释度。需要注意,每次加入液体时吸管 / 吸头避免接触试管内液面,加入菌液后更换新的吸头并使用旋涡混合器振荡试管 3 次,每次 5s,必须保证检品充分混匀,且应避免旋涡混合器振荡过程中液体碰到管塞。

6. 菌落培养　用移液器分别从最终稀释管中吸取菌液,滴于 3 副平板上,100μl/ 平板。接着使用无菌涂布器使菌液散开并分布均匀,至肉眼看不到平板上的菌液为止,注意不要将菌液涂布到平板边缘。之后盖上平板盖,置 37℃培养箱中正置培养 30min 后,再倒置培养至少 72h。培养温度应满足检品质量标准要求。

7. 菌落计算　肉眼观察并计数菌落,计算出 3 副平板的平均菌落数,乘以总体稀释倍数(包括放大稀释和连续稀释),再乘以 10(每副平板滴加菌液 100μl),即为每瓶检品中含有的活菌数,之后以该值除以疫苗的头份数,即为每头份疫苗中所含有的活菌数(计算公式如下)。

每头份疫苗中含有的活菌数(CFU)=(X1+X2+X3)÷3× 溶解疫苗所用稀释液的量 × 疫苗溶解后连续稀释倍数 ×10÷ 疫苗瓶签标明头份数(头份)。

观察时,如果有片状菌落生长,或同一稀释度平板间菌落数标准差(SD,计算公式如下)值大于 20,应重检。

$$SD=\sqrt{\frac{(X1-X)^2+(X2-X)^2+(X3-X)^2}{3}}$$

其中，$X1$、$X2$、$X3$ 分别表示同一样品相同稀释度 3 副平板上菌落数，X 表示 $X1$、$X2$、$X3$ 的算术平均数，Excel 表中使用 STDEVP 函数计算。

（三）结果判定

每批疫苗 3 瓶检品须分别计数，其中最低活菌数作为检验结果，其检验结果在检品质量标准活菌计数检验项要求的每头份含活菌数范围内，即符合规定。

五、剩余水分测定

为了有效保障活疫苗的生物活性，提高其保存期，便于运输，布鲁氏菌病活疫苗通常采取冻干的生产工艺和保存方式。冻干疫苗剩余水分的含量能直接影响其产品质量和保质期，因此，剩余水分测定是布鲁氏菌病冻干疫苗质量控制及评价的重要手段之一。该检验采用真空烘干法，对冻干的布鲁氏菌病活疫苗进行剩余水分测定，除特殊规定外，结果判定须按照《中华人民共和国兽药典》及布鲁氏菌病疫苗剩余水分测定相关质量标准的规定，每批抽检样品剩余水分均不得超过 4.0%，否则检品判定为不合格。为确保检验数据的真实性和准确性，该检验过程应在 18~25℃、相对湿度 30%~60% 的环境下，由 2 名检验员共同进行。

（一）实验仪器设备与实验材料

1. 待检样品　4 瓶（支）/ 批。

2. 仪器设备　电子分析天平、烤箱、真空干燥箱［工作温度（200 ± 1）℃］、真空泵、温湿度计、高频火花真空测定器。

3. 实验材料　变色硅胶、五氧化二磷（P_2O_5）、无水氯化钙、玻璃干燥器 2 个、称量瓶若干个（规格：$2cm \times 2.5cm$）、止血钳、锉刀、玻璃棒、纱布等。

（二）检验步骤

1. 随机抽取每批冻干制品中的 4 个检品（冻干量少于规定检测量的可增加瓶数或支数），用高频火花真空测定器测定其真空度，应出现辉光。

2. 烘干称量瓶,逐个标记待使用的干净的称量瓶,于150℃干燥箱中烘干2h,待温度下降至约65℃时,移入装有无水氯化钙的干燥箱中。预热真空干燥箱,接通真空干燥箱电源,将温度设置到65℃对其进行预热。

3. 称量检品,使用前1h接通电子天平电源,并对其进行校准。首先,将天平调零,将称量瓶置于天平托盘上,待称量值稳定后,打开疫苗瓶并迅速将检品捣碎,倒入称量瓶中,盖好瓶盖再次称重,待称量值再次稳定后记录称量值,并将其移入有无水氯化钙的玻璃干燥器中。注意,用于捣碎检品的玻璃棒应始终保持干燥,且用后须及时用纱布擦拭干净,称取检品时要迅速。

4. 第一次烘干,待所有检品全部称重结束后,立即将玻璃干燥器中盛有检品的称量瓶全部移入真空干燥箱中,并保证各瓶之间保持一定距离。打开瓶盖,关闭真空干燥箱门。关闭真空干燥箱进气阀,接通真空泵电源,打开开关,抽真空至2.67kPa(20mmHg)以下,切断真空泵电源,进行第一次烘干,烘干时间为3h。

5. 称重,第一次烘干完成后,缓慢拧开进气阀(避免因进气过急将称量瓶中的检品吹出),通入经过无水氯化钙过滤的干燥空气,待压力表指针缓慢复位至"0"时,开启箱门,迅速将瓶盖盖好,并再次移入干燥箱中,待其冷却至室温后依次进行称重。

6. 第二次烘干,将称重后装有检品的称量瓶置于真空干燥箱内,进行第二次烘干,烘干时间为1h,步骤同上。

7. 记录检验结果 填写原始记录,并记录工作环境的温度和相对湿度。两次干燥后称取的重量差异在0.3mg以下即为恒重,检品干燥前重量与检品第二次干燥后重量之差即为含水量。

8. 计算公式

$$剩余水分(\%)=\frac{检品干燥前重-检品干燥后重}{检品干燥前重}\times100\%$$

（三）结果判定

如无特殊规定,各样品剩余水分应均不超过 4.0%,判为符合规定。若有超标情况,可重检 1 次,重检后若仍有 1 个样品超过规定,该批制品应判定为不符合规定。

六、真空度测定

布鲁氏菌病冻干活疫苗是指在冷冻真空干燥机的作用下升华疫苗中的水分,且使其处于真空状态,以此保证菌种蛋白质的稳定性和酶的活性,降低氧化作用,从而保证疫苗质量。真空度测定采用目测法,适用于测定真空封装的兽用生物制品的真空度,是布鲁氏菌病疫苗质量控制和评价过程中非常简便、直观且重要的检测项目,即通过使用高频火花真空测定器检测待检样品容器中是否有辉光,进行判定。合格的冻干疫苗必须保证随机抽检的 5 瓶检品全部出现辉光,否则检品判定为不合格。需要注意的是,进行过真空度测定的检品不得再用于含量测定检验。

（一）实验仪器设备和实验材料

1. 待检样品　5 瓶 / 批。
2. 仪器设备　高频火花真空测定器。

（二）检验步骤

1. 抽取检品　随机抽取检品使其恢复至室温,擦干疫苗瓶表面水分,将检品排列于操作台上,瓶间距 1cm 左右。
2. 测定真空度　接通真空测定器电源,在较暗环境下,使用高频火花真空测定器的放电簧头点触瓶壁,避开瓶内容物位置和金属瓶盖、标签位置,指向容器内无制品的部位,且不应停留时间过长,以免破坏样品。观察记录瓶内情况。

（三）结果判定

检品容器 5/5 出现辉光,则判定制品为合格。

第二节　鉴　别　检　验

随着布鲁氏菌病防控要求的不断提高,布鲁氏菌病疫苗的研究与开发持续进行,其疫苗种类亦日益丰富,尤其是各种不同的基因缺失疫苗相继问世。因此,除了以上评价技术外,鉴别检验在布鲁氏菌病基因缺失疫苗质量控制及评价上也发挥着举足轻重的作用。目前,根据《中华人民共和国农业农村部公告》中公布的质量标准,鉴别检验主要包括 PCR 检测方法和血清学检测方法两种。其中,血清学检测方法包括虎红平板凝集试验同 ELISA 联合检测,虎红平板凝集试验同 iELISA 联合检测两种方式检测血清抗体。

一、PCR 检测

(一)实验仪器设备和实验材料

1. 实验材料　待检样品、布鲁氏菌病疫苗原始种子批种子、布鲁氏菌病疫苗亲本菌株、适宜的稀释液、超纯水(或去离子水)、PCR mix(Taq 酶、dNTPs、$10 \times$ Buffer)、上游引物、下游引物、琼脂糖凝胶、TAE 缓冲液、溴化乙锭或替代物等。

2. 仪器设备　PCR 仪、凝胶成像系统、制胶器、电泳仪、水浴锅、离心机、电子天平、微波炉、微量移液器等。

(二)检验步骤

1. 引物合成　根据《中华人民共和国农业农村部公告》中公布的待扩增的布鲁氏菌目的基因的引物序列合成相应的引物。

2. 待检样品制备

(1)待检样品稀释:在无菌环境下,使用适宜的稀释液将待检疫苗样品复溶且充分混匀后,按照质量标准中的规定,使用稀释液将复溶后的疫苗稀释成模板制备所需的使用浓度。

(2)待检样品模板制备:按照质量标准,取一定体积的疫苗稀释液经 65℃左右水浴灭活 1h,其间不断摇动(或 100℃沸水煮 20min,

12 000r/min 离心 2min,取上清液),作为 PCR 模板。

3. 对照样品制备

(1)阴、阳性对照样品稀释:在无菌环境下,将布鲁氏菌病基因缺失疫苗的原始种子批种子和其亲本菌株分别使用适宜的稀释液复溶并充分混匀后,按照质量标准中的规定,使用稀释液将复溶后的疫苗制备成菌悬液,并稀释至使用浓度。

(2)阴、阳性对照样品模板制备:按照质量标准,取一定体积的(1)中稀释后的原始种子批种子和其对应菌株经 65℃左右水浴灭活 1h,其间不断摇动(或 100℃沸水煮 20min,12 000r/min,离心 2min,取上清液),作为 PCR 模板。

(3)空白对照模板制备:取超纯水(或去离子水)高压灭菌后,备用,作为阴性对照。

(4)反应体系和反应程序:按照质量标准,不同疫苗反应体系和反应程序略有差异,但基本原理相同。目前,经《中华人民共和国农业农村部公告》公布的反应体系和相对应的反应程序共包括以下三种:

1)反应体系:模板 1μl,PCR mix12.5μl,10μmol/L 上下游引物各 1μl,双蒸水 9.5μl,共 25μl。反应程序:94℃预变性 5min,94℃变性 30s,56℃退火 30s,72℃延伸 1min,30 个循环;72℃延伸 10min,反应产物 4℃保存。

2)反应体系:模板 2μl,Taq 酶 1μl,10×Buffer 5μl,上、下游引物各 2μl,dNTPs 10μl,去离子水 28μl,共 50μl。反应程序:95℃预变性 5min,94℃变性 1min,54℃退火 50s,72℃延伸 1min,30 个循环;72℃延伸 10min,反应产物 4℃保存。

3)反应体系:模板 1μl,Taq 酶 1μl,10×Buffer 5μl,上、下游引物各 1μl,dNTPs(2.5mmol/L)4μl,去离子水 37μl,共 50μl。反应程序:94℃预变性 3min,94℃变性 45s,60℃退火降到 50℃(每个循环的退火时间为 30s),72℃延伸 1min,每降 1℃运行 2 个循环,然后 50℃进行 10 个循环,共 30 个循环;72℃延伸 10min,反应产物 4℃保存。

（5）琼脂糖凝胶电泳步骤

1）制备 1% 琼脂糖凝胶：称取适量琼脂糖置于锥形瓶中，加入 100 倍体积的 1×TAE 缓冲液，置微波炉中加热至全部融化，加入适量溴化乙锭或替代物，摇匀。待冷却至约 65℃ 左右时，将琼脂糖凝胶液混匀倒入制胶器中，室温下静置至凝胶完全凝固后，往电泳槽中倒入 1×TAE 电泳缓冲液至完全没过凝胶为止。

2）加样：取适量的样品和上样缓冲液于点样板上混合，用 10μl 微量移液器分别将样品加入胶板的样品孔内。

3）电泳：加样后应立即将电泳仪通电进行电泳，电压 100~200V，20~30min 后停止电泳。

4）记录结果：采用凝胶成像系统拍照并保存。

（三）结果判定

疫苗样品亲本菌株（或质量标准指定为阳性对照的菌株）扩增出规定大小的特异性条带，同时空白对照未扩增出特异性条带时，实验结果成立。根据质量标准要求，疫苗样品及其原始种子批种子检测出规定大小的特异性条带或不可检测出任何条带，判定检品合格。

二、虎红平板凝集试验和布鲁氏菌 ELISA 联合检测血清抗体

（一）实验仪器设备与实验材料

1. 待检样品　布鲁氏菌病活疫苗。

2. 仪器设备　恒温培养箱、独立通风笼盒（IVC）、酶标检测仪、移液器等。

3. 实验材料　注射器、白瓷板、促凝管、已知浓度的纯化后的目的蛋白、包被液（0.05mol/L 碳酸钠 - 碳酸氢钠缓冲液，pH 9.6）、洗涤液（PBST，pH 7.4）、样品稀释液（含 0.2% Tween20 的 PBS 缓冲液，pH 10.8）、酶标二抗（兔抗鼠 IgG 辣根过氧化物酶）、底物显色液（TMB）、终止液（2mol/L H_2SO_4 溶液）、布鲁氏菌疫苗亲本株阳性小鼠血清（免疫后 30d 血清）、阳性对照血清（接种质量标准规定的布鲁

氏菌菌株小鼠血清）、阴性对照血清（空白健康小鼠血清）。

4. 实验动物 按质量标准规定品系、周龄、体重等要求的小鼠10只。

（二）检验步骤

1. 动物免疫 将10只小鼠随机分成2组，其中5只腹腔接种规定体积的布鲁氏菌病活疫苗（具体接种体积及所含活菌数需按照质量标准），另外5只小鼠作为阴性对照，腹腔注射同体积的无菌生理盐水。

2. 血清采集及检测 小鼠免疫后7日，经眼底静脉丛血管采集血清，运用虎红平板凝集试验检测布鲁氏菌病抗体。以纯化后的缺失蛋白作为抗原，免疫小鼠血清、对照小鼠血清分别作为一抗，兔抗鼠HRP-IgG为二抗进行ELISA检验。

3. 虎红平板凝集试验检验步骤

（1）标记：取洁净的白瓷板，划成 $4cm^2$ 的小方格，将每个小方格标记待检血清号。

（2）反应：每个小方格中加入待检血清 $30\mu l$，与等量的布鲁氏菌病虎红平板凝集试验抗原，用牙签搅动血清和抗原，使之混合均匀，同时设置阴、阳性血清对照。于4min内观察反应结果。

（3）结果判定：在阴、阳性血清对照成立的条件下，方可进行判定。待检血清出现肉眼可见凝集现象者，判为阳性；无凝集现象，且呈均匀粉红色者，判为阴性。

4. 布鲁氏菌ELISA试验检验步骤

（1）包被：用包被液稀释纯化后的目的蛋白至 $1\mu g/ml$，加入到96孔酶标板中，$100\mu l$/孔，置于37℃恒温培养箱中孵育2h。

（2）洗涤：弃去酶标板各孔中的液体，并于每孔中加入 $100\mu l$ 洗涤液，轻微振荡洗涤3次，每次洗涤约3min，弃去洗涤液并拍干。

（3）加样：设置阴、阳性对照和该布鲁氏菌疫苗亲本株阳性血清孔各2孔，$5\mu l$/孔，其余检测孔中加入待检小鼠血清样本 $5\mu l$。以上每孔分别加入样品稀释液 $95\mu l$，轻微振荡30s，置于37℃恒温培养箱中静置孵育 1h。

（4）洗涤：按照（2）中步骤洗涤 3 次。

（5）加入酶标二抗：将酶标二抗按 1∶8 000 倍稀释，每孔加入 100μl，轻微振荡 30s，室温静置 2min。

（6）洗涤：按照（2）中步骤洗涤 4 次。

（7）显色：每孔加入现配制的底物显色液 100μl，室温避光反应 10min。

（8）终止：加入终止液，每孔加入 50μl，于 15min 内观察反应结果。

（9）读值：使用酶标仪读取 OD_{450nm} 值，接种布鲁氏菌病活疫苗的小鼠血清 OD_{450nm} 值计为 P 值，阴性对照血清 OD_{450nm} 平均值计为 N 值。

（10）结果判定：试验结果中各数值必须满足质量标准规定要求。

（三）血清学检验结果判定

待检疫苗免疫血清的虎红平板凝集试验结果应为阳性，ELISA（目的蛋白）试验结果应为阴性；疫苗亲本株阳性血清虎红平板凝集试验结果应为阳性，ELISA（目的蛋白）试验结果应为阳性；对照小鼠血清虎红平板凝集试验结果应为阴性，ELISA（目的蛋白）试验结果应为阴性。

三、虎红平板凝集试验和布鲁氏菌 iELISA 联合检测血清抗体

（一）实验仪器设备与实验材料

1. 待检样品　布鲁氏菌病活疫苗。

2. 仪器设备　恒温培养箱、独立通风笼盒（IVC）、酶标检测仪、移液器等。

3. 实验材料　注射器、白瓷板、促凝管、已知浓度的纯化后的目的蛋白、包被液（25mmol/L 碳酸钠 - 碳酸氢钠缓冲液，pH 9.6）、

$1 \times$ PBS-Tween 洗涤液、$1 \times$ PBS-Tween 样品稀释液、封闭液（含 3% 鱼皮胶的 $1 \times$ PBS-Tween 洗涤液）、酶标二抗（山羊抗鼠 IgG 辣根过氧化物酶）、底物显色液（TMB）、终止液（0.5mol/L H_2SO_4 溶液）、布鲁氏菌疫苗亲本株免疫对照小鼠血清（免疫后 30d 血清）、布鲁氏菌重组蛋白阳性对照血清、阴性对照血清（空白健康小鼠血清）。

4. 实验动物　按质量标准规定品系、周龄、体重等要求的小鼠 10 只。

（二）检验步骤

1. 动物免疫　将 10 只小鼠随机分成 2 组，其中 5 只腹腔接种规定体积的布鲁氏菌病活疫苗（具体接种体积及所含活菌数须按照质量标准制定），另外 5 只小鼠作为阴性对照，腹腔注射同体积的无菌生理盐水。

2. 血清采集及检测　小鼠免疫后 30 日，通过眼底静脉丛血管采集血清，运用虎红平板凝集试验检测布鲁氏菌病抗体。以纯化后的重组蛋白作为抗原，免疫小鼠血清、对照小鼠血清分别作为一抗，山羊抗鼠 HRP-IgG 为二抗进行 iELISA 检验。

3. 虎红平板凝集试验检验步骤

（1）标记：取洁净的白瓷板，划成 $4cm^2$ 的小方格，将每个小方格标记待检血清号。

（2）反应：每个小方格中加入待检血清 30μl，与等量的布鲁氏菌病虎红平板凝集试验抗原，用牙签搅动血清和抗原，使之混合均匀，同时设置阴、阳性血清对照。于 4min 内观察反应结果。

（3）结果判定：在阴、阳性血清对照成立的条件下，方可进行判定。待检血清出现肉眼可见凝集现象者，判为阳性；无凝集现象，且呈均匀粉红色者，判为阴性。

4. 布鲁氏菌 iELISA 试验检验步骤

（1）包被：用包被液将纯化后的布鲁氏菌重组蛋白稀释至 1.5μg/ml，以每孔 100μl 的体积加入 96 孔酶标板中，置于 2~8 ℃环境孵育过夜。

（2）洗涤：弃去酶标板各孔中的液体，每孔加入 100μl 洗涤液，轻微振荡洗涤 3 次，每次洗涤 3min，弃去洗涤液并拍干。

（3）封闭：加入预先配制的封闭液，150μl/孔，于 2~8℃环境封闭过夜。

（4）洗涤：按（2）中的方法洗涤 3 次。

（5）加样：加入 1∶50 稀释的待检血清，每孔加入 100μl，同时阳性对照血清、阴性对照血清、亲本株免疫对照血清和空白对照各 2 孔，轻微振荡混匀，室温下孵育 60min。按 2 中方法洗涤 4 次。

（6）加入酶标二抗：按照使用说明书，稀释辣根过氧化物酶（HRP）标记的山羊抗鼠 IgG，100μl/孔，室温孵育 45min。按（2）中方法洗涤 4 次。

（7）显色：加入底物显色液，50~100μl/孔，室温避光反应 10min。

（8）终止：加入终止液，50μl/孔，15min 内，使用酶标仪读取 OD_{450nm} 值。

（9）Cov 值计算：Cov 值 = 阳性对照 OD_{450nm} 均值（P）OD_{450nm} × iELISA 校正系数。

（10）结果判定：当 2.0> 阳性对照 OD_{450nm}>0.6，阴性对照 OD_{450nm}<0.3 时，试验成立。当待检样品 OD_{450nm}≥Cov 值时，判定为该布鲁氏菌目的蛋白抗体阳性；待检样品 OD_{450nm}<Cov 值时，判定为该布鲁氏菌目的蛋白抗体阴性。

（三）血清学检验结果判定

虎红平板凝集试验检测，待检血清和对照血清均应为阳性；布鲁氏菌目的蛋白 -iELISA 检测，待检血清均应为阴性，对照血清应为阳性。

第三节 动 物 实 验

动物实验是进行疫苗安全和效力检验最直接的手段。安全性是世界范围内所有疫苗使用的前提和基础，小鼠安全检验是布鲁氏菌病活疫苗质量控制及评价的"金标准",其检验结果决定着该疫苗是否有资格投入临床应用。在疫苗毒力和效力评价中,必须清楚了解所使用的疫苗菌株和攻毒菌株毒力强弱。因此毒力是布鲁氏菌研究的重要内容之一,不同种型的布鲁氏菌毒力具有很大差异,相同种型的不同毒株之间差异也十分显著。目前国际上通用的三种布鲁氏菌毒力评价方法包括:感染豚鼠的脾脏载菌量测定、感染小鼠体内布鲁氏菌持续期试验和豚鼠的最小感染量测定,其中对豚鼠的最小感染量通常用于对强毒株布鲁氏菌毒力的测定。

一、安全检验

目前,按照《中华人民共和国兽药典》及布鲁氏菌病疫苗小鼠安全性检验相关质量标准的规定,小鼠免疫接种随机抽检的布鲁氏菌病疫苗样品后,观察6日,须保证全部存活,否则判定该制品为不合格。该方法适用于用小鼠进行安全检验的细菌类生物制品,且操作过程须在负压环境下进行。

(一)实验仪器设备与实验材料

1. 待检样品　3~4瓶/批。

2. 仪器设备　生物安全柜、旋涡混合器、独立通风笼盒(IVC)、水浴锅等。

3. 实验材料　碘酊棉、酒精棉、无菌移液管、无菌分装瓶、无菌瓶塞、无菌注射器、蛋白胨水、无菌生理盐水、无菌0.01mol/L pH 7.2PBS缓冲液,或按照检品质量标准要求进行稀释。

4. 实验动物　尽量选用同窝、体重、日龄相近的健康小鼠,所用规格及数量见附录或遵照检品质量标准。

(二)检验步骤

1. 接种前观察　将健康小鼠饲养于动物生物安全二级实验室(ABSL-2 laboratory)负压动物舍小鼠IVC笼架中,对待用小鼠进行临床健康观察,观察小鼠精神、被毛、粪便、行动等是否正常。观察期限不少于1日。临床观察健康的小鼠才能用于检验。

2. 检品处理及制品 取 3 瓶检品,分别按瓶签注明头份数,在生物安全柜内加入适量等量稀释液溶解,混匀,取适量等量混合均匀,稀释至所需的浓度,混匀。

3. 接种 接种前对小鼠被毛和皮肤进行消毒。按检品质量标准规定的途径进行接种。目前,布鲁氏菌病疫苗均采用皮下接种。皮下注射部位通常选择小鼠背部或大腿内侧。注射完毕,须用手指按住进针部位片刻,以防止检品外漏。

4. 接种后观察 接种完成后,观察实验小鼠有无特殊反应,至少 30min。记录观察过程时,质量标准对检验观察内容有明确要求的产品,按质量标准要求进行观察;否则,应观察动物的全身症状和局部反应。检验结束后,将存活的小鼠采取颈椎脱臼的方法处死,并对小鼠尸体和污染物进行无害化处理。

5. 检验记录与分析 对整个检验过程的操作和结果进行记录。接种过程中和接种后出现异常反应或死亡的小鼠,应当分析原因区别对待。如果异常反应或死亡由接种的检品导致,则作为有效数据计入结果,可用于结果判定。如果异常反应或死亡不是由接种的检品导致,则作为无效数据计入结果,不用于结果判定。

（三）结果判定

按照布鲁氏菌病疫苗安全检验——小鼠检验法质量标准汇总表（表 4-1）或检品质量标准,观察 6 日,小鼠应全部健活。

（四）项目要求

1. 小鼠和稀释液的选择 目前,用于疫苗安全检验的小鼠包括 SPF 级 BALB/c 小鼠和雌性昆明小鼠,适宜稀释液包括无菌生理盐水和 PBS 缓冲液（0.01mol/L,pH 为 7.2）,检验过程中使用的动物和稀释液必须符合其产品质量标准中安全检验项下的要求。

2. 不同结果处理 如果安全检验动物有死亡时,须明确原因,确属意外死亡时,本次检验作无结果论,可重检 1 次;如果检验结果可疑,难以判定时,应以增加一倍数量的同种动物重检;如果安全检验结果仍可疑,难以判定时,则该批制品应判定为不符合规定。

（五）注意事项

1. 小鼠应尽量选用同窝、体重、日龄相近的健康小鼠，所用规格及数量见附件或遵照检品质量标准。

2. 整个检验过程中应根据需要及时更换小鼠垫料，补充饲料和饮用水。

3. 如无特殊规定，应每日观察，并对小鼠的临床症状和死亡情况进行客观记录。如发现小鼠状态异常或死亡，须及时确定原因，并无害化处理废弃物和小鼠尸体。若在接种前发现小鼠状态异常或死亡，须停止检验，查找分析原因，确认满足检验条件后重新购置小鼠进行检验。

4. 注射时，如出现受阻，不得过分用力推动针栓，应先检查原因并更换部位注射。

5. 检验剩余检品、使用过的物品应进行无害化处理。

表 4-1 布鲁氏菌病疫苗安全检验——小鼠检验法质量标准汇总表

疫苗名称	实验动物的选择	接种剂量	接种途径	判定标准
布鲁氏菌病活疫苗（A19 株）	18~20g 小鼠 5 只	0.25ml（1/60头份/ml）	皮下注射	观察 6d，应全部健活
布鲁氏菌病活疫苗（M5 株或 M5-90 株）	18~20g 小鼠 5 只	0.25ml（1 头份/ml）	皮下注射	观察 6d，应全部健活
布鲁氏菌病活疫苗（S2 株）	18~20g 小鼠 5 只	0.25ml（0.1头份/ml）	皮下注射	观察 6d，应全部健活
布鲁氏菌病活疫苗（A19-△VirB12 株）	18~20g BALB/c小鼠 5 只	0.25ml（1/60头份/ml）	皮下注射	观察 6d，应全部健活
布鲁氏菌基因缺失活疫苗（M5-90△26 株）	18~20g 雌性昆明系小鼠 5 只	0.25ml（1 头份/ml）	皮下注射	观察 6d，应全部健活
布鲁氏菌病活疫苗（BA0711 株）	18~20g BALB/c雌性小鼠 5 只	0.25ml（1 头份/ml）	皮下注射	观察 6d，应全部健活
布鲁氏菌病活疫苗（Rev.1 株）	18~20g 雌性昆明系小鼠 10 只	0.25ml（1 头份/ml）	皮下注射	观察 6d，应全部健活

二、豚鼠脾脏载菌量的测定

豚鼠脾脏载菌量测定的目的在于判断布鲁氏菌毒株的毒力强弱,一般认为,布鲁氏菌弱毒菌株对豚鼠攻毒 15d 后,每克脾脏含菌数在 100 万个以下;布鲁氏菌强毒菌株对豚鼠攻毒 15d 后,每克脾脏含菌数在 100 万个以上。《兽医生物制品规程》中对布鲁氏菌病疫苗种毒的毒力规定,豚鼠每克脾脏含菌量应不超过 $2 \times 10^5 CFU$。

(一)实验仪器设备与实验材料

1. 待检样品 3~4 瓶 / 批。

2. 仪器设备 生物安全柜、恒温培养箱、豚鼠笼、研磨仪等。

3. 实验材料 碘酊棉、酒精棉、无菌移液管、无菌分装瓶、无菌试管、无菌瓶塞、无菌注射器、无菌涂布棒、灭菌研磨珠、灭菌手术剪、灭菌镊子、灭菌止血钳、蛋白胨水、胰蛋白胨琼脂、TSA 培养基、结晶紫染液、无菌生理盐水或 PBS 缓冲液。

4. 实验动物 若干只体重为 350~400g 的 SPF 级雌性豚鼠。

(二)实验步骤

1. 选择若干只体重为 350~400g 的 SPF 级雌性豚鼠,每 3 只为一组饲养于动物生物安全三级实验室(ABSL-3 laboratory)负压豚鼠舍内笼位中。

2. 在 BSL-3 实验室对待测布鲁氏菌菌株进行变异检查:将菌株划线接种于胰蛋白胨琼脂平板上,培养 48h 后进行结晶紫染色,变异率应低于 5%。

3. 将待测布鲁氏菌菌株接种于 TSA 上,培养 48~72h,用灭菌生理盐水或 PBS 缓冲液冲洗下来,混合均匀后进行活菌计数,并制成浓度为 10^9 个 /ml 的菌悬液。

4. 经腹股沟皮下接种豚鼠,每组 3 只,每只 1ml。

5. 接种 15d 后处死豚鼠,应用无菌操作取出每只豚鼠的完整脾脏,在无菌条件下进行称重后放入盛有灭菌研磨珠的小管中。

6. 向 3 个称重好的脾脏中分别加入 5ml 灭菌生理盐水(或 PBS

缓冲液),进行充分的研磨,将研磨液进行 10 倍系列稀释,一般稀释到 10^5 倍。

7. 从 10^3、10^4 和 10^5 稀释度的菌液中各取 3 次 100μl 稀释液,分别滴于一块 TSA 琼脂平板培养基上,使用无菌涂布棒进行涂布,共 9 块平板。

8. 将涂布有稀释液的平板置于 37℃温箱中培养 48~72h,进行菌落计数。

(三)结果统计

取每个稀释度的 3 副平板,计算其菌落的平均数,从而计算脾脏载菌数量,即每克脾脏含有的布鲁氏菌数,以此来确定待测菌株的毒力。

三、小鼠体内持续期试验

小鼠体内持续期试验又名小鼠残余毒力测定试验,主要用于评价布鲁氏菌感染动物后,在其体内的存留时间,是评价布鲁氏菌疫苗株安全性的重要指标之一。一般来说,强毒布鲁氏菌具有在体内持续感染的特征。布鲁氏菌强毒株 2308 和 M28 的小鼠体内持续期长于 41 周,A19 和 S2 疫苗株在小鼠体内的持续时间分别为 14 周和 6 周,M5 株超过了 16 周。

(一)实验仪器设备与实验材料

1. 待检样品　3~4 瓶 / 批。

2. 仪器设备　生物安全柜、恒温培养箱、IVC 笼架、研磨仪等。

3. 实验材料　碘酊棉、酒精棉、无菌移液管、无菌分装瓶、无菌试管、无菌瓶塞、无菌注射器、无菌涂布棒、灭菌研磨珠、灭菌手术剪、灭菌镊子、灭菌止血钳、蛋白胨水、胰蛋白胨琼脂、TSA 培养基、结晶紫染液、无菌生理盐水或 PBS 缓冲液。

4. 实验动物　32 只 5~6 周龄的 SPF 级雌性小鼠。

(二)实验步骤

1. 选择 32 只 5~6 周龄的 SPF 级雌性小鼠,每 8 只为一组,共 4

组,饲养于 ABSL-2 负压动物舍小鼠 IVC 笼架中。

2. 对待测菌株进行变异检查　将菌株划线或涂布接种于胰蛋白胨琼脂平板上,培养 48h 后进行结晶紫染色,变异率应低于 5%。

3. 将待测布鲁氏菌菌株接种于 TSA 上,培养 48~72h,用无菌生理盐水或 PBS 缓冲液冲洗下来,混合均匀后进行活菌计数,并制成浓度为 10^9 CFU/ml 的菌悬液。

4. 经腹股沟皮下接种小鼠,每组 8 只,每只 0.1ml。

5. 分别在接种后的 3 周、6 周、9 周、12 周剖杀 1 组小鼠,取每只小鼠的完整脾脏,分别加入盛有灭菌研磨珠的 1ml 灭菌生理盐水（或 PBS 缓冲液）中,研磨均匀后,将全部脾脏研磨液分别接种 TSA 琼脂培养基,每个平皿 0.2ml,涂布均匀。

6. 将平板置于 37℃温箱中培养 48~72h,进行菌落计数。

（三）结果统计

将从脾脏分离到大于等于 1 个细菌的小鼠认定为感染动物,统计不同剖杀时间感染的小鼠数量,用 SAS 统计方法或者 Reed-Muench 方法计算 RT_{50}。

四、豚鼠／小鼠全身最小感染量的测定

全身最小感染量的确定可以帮助判断所研究的布鲁氏菌菌株毒性的强弱,一般来讲,接种 100 个菌以下引起一组 5 只豚鼠全身感染的菌株为强毒株;接种 100~500 个菌引起一组 5 只豚鼠全身感染的菌株为毒力不完整,不适宜作攻毒菌株用;接种 500 个菌及以上引起一组 5 只豚鼠全身感染的菌株为弱毒菌株。

（一）实验仪器设备与实验材料

1. 待检样品　3~4 瓶／批。

2. 仪器设备　生物安全柜、恒温培养箱、豚鼠笼或 IVC 笼架、研磨仪等。

3. 实验材料　碘酊棉、酒精棉、无菌移液管、无菌分装瓶、无菌试管、无菌瓶塞、无菌注射器、无菌涂布棒、灭菌研磨珠、灭菌手术剪、

灭菌镊子、灭菌止血钳、蛋白胨水、胰蛋白胨琼脂、TSA 培养基、结晶紫染液、无菌生理盐水或 PBS 缓冲液。

4. 实验动物　体重为 350~400g 的 SPF 级雌性豚鼠、8 周龄以上的 SPF 级雌性 BALB/c 或 CD-1 小鼠。

（二）实验步骤

1. 豚鼠试验

（1）选择若干只体重为 350~400g 的 SPF 级雌性豚鼠，每 5 只为一组饲养于动物生物安全三级实验室（ABSL-3 laboratory）负压豚鼠舍内笼位中。

（2）对待测布鲁氏菌菌株进行变异检查：将菌株划线接种于胰蛋白胨琼脂平板上，培养 48~72h 后进行结晶紫染色，变异率应低于 5%。

（3）将待测布鲁氏菌菌株接种于胰蛋白胨大豆琼脂（tryptone soybean agar, TSA）斜面上，培养 48~72h，用灭菌生理盐水或 PBS 缓冲液冲洗下来，混合均匀后分装于若干冻干管内，进行冻干。

（4）对冻干菌种进行活菌计数，确定冻干菌种的含菌量。

（5）取 1 支冻干菌种，复溶，按之前活菌计数结果稀释成每毫升稀释液含 2 个、5 个、10 个、20 个菌数（或按实际需要稀释至其他含菌量），使用每个稀释度菌液在腹股沟皮下接种 5 只豚鼠，每只接种 1ml，同时对该支菌种再次进行活菌计数，以确定接种的准确菌量。

（6）接种后，30d，将豚鼠处死，解剖，取各个脏器进行布鲁氏菌分离培养。如果只从淋巴结分离到布鲁氏菌则为局部感染，从血液、尿液、骨髓、肝脏、脾脏等实质器官中分离到布鲁氏菌则定为全身感染。

（7）能够使某一组动物全部发生全身感染的最小感染菌数则为全身最小感染剂量。

2. 小鼠试验

（1）选择 8 周龄以上的 SPF 级雌性 BALB/c 或 CD-1 小鼠，每 5 只为一组，饲养于 ABSL-3 负压 IVC 中。

（2）对待测菌株进行变异检查：将菌株划线接种于胰蛋白胨琼脂平板上，培养48~72h后进行结晶紫染色，变异率应低于5%。

（3）将布鲁氏菌菌株接种于TSA上，培养48~72h，用灭菌生理盐水或PBS缓冲液冲洗下来，混合均匀后分装于若干冻干管内，进行冻干。

（4）对冻干菌种进行活菌计数，确定冻干菌种的含菌量。

（5）取1支冻干菌种，复溶，按之前活菌计数结果稀释成每毫升稀释液含2个、5个、10个、20个菌数（或按实际需要稀释至其他含菌量），使用每个稀释度菌液在腹股沟皮下接种5只豚鼠，每只接种0.5ml，同时对该支菌种再次进行活菌计数，以确定接种的准确菌量。

（6）接种后20d，将小鼠处死，解剖，无菌操作取各个脏器，加入盛有研磨珠且含1~3ml生理盐水或PBS缓冲液的小管中，进行充分研磨，研磨液分别接种TSA琼脂培养基，每个平皿0.2ml。

（7）如果只从淋巴结分离到布鲁氏菌则为局部感染，从淋巴结以及血液、尿液、骨髓、肝脏、脾脏等实质器官中同时分离到布鲁氏菌则定为全身感染。

（三）结果统计

使某一组豚鼠/小鼠全部发生全身感染的最小感染菌数则为全身最小感染剂量。

五、小鼠半数致死量的确定 LD_{50}

LD_{50}是指对整组实验动物进行攻击，引起其中一半的动物死亡所需要的攻击剂量。用于判定布鲁氏菌毒株毒力强弱。布鲁氏菌LD_{50}的测定需要做好预实验，摸索出引起小鼠死亡率为0和100%的两个攻毒剂量，然后以此范围为界，从中选出一系列攻毒剂量，不得少于6个，且应呈等比数列。

（一）实验仪器设备与实验材料

1. 待检样品　3~4瓶/批。

2. 仪器设备　生物安全柜、恒温培养箱、IVC 笼架、研磨仪等。

3. 实验材料　碘酊棉、酒精棉、无菌移液管、无菌分装瓶、无菌试管、无菌瓶塞、无菌注射器、无菌涂布棒、灭菌研磨珠、标准比浊管、蛋白胨水、胰蛋白胨琼脂、TSA 培养基、结晶紫染液、无菌生理盐水或 PBS 缓冲液。

4. 实验动物　18~20g 的 SPF 级雌性 BALB/c 小鼠。

（二）实验步骤

1. 选择若干只体重为 18~20g 的 SPF 级雌性 BALB/c 小鼠，每 10 只为一组，饲养于 ABSL-3 小鼠 IVC 笼舍中。

2. 对待测菌株进行变异检查　将菌株划线或涂布接种于胰蛋白胨琼脂平板上，培养 48h 后进行结晶紫染色，变异率应低于 5%。

3. 将布鲁氏菌菌株接种于 TSA 上，培养 48~72h，用无菌生理盐水或 PBS 缓冲液冲洗下来，混合均匀后进行活菌计数，并制成浓度为 10^9 个/ml 的菌悬液。

4. 将待测定的布鲁氏菌菌株 48~72h 琼脂斜面培养物，经变异试验检测后用无菌生理盐水（或 PBS 缓冲液）冲洗，制成细菌悬液，用标准比浊管比浊，然后稀释成所需的各种不同浓度。

5. 进行预实验，将试验所设计的不同稀释度菌悬液进行小鼠腹腔注射，观察 10d，记录小鼠死亡情况，并得到此待测菌株引起小鼠死亡率为 0 和 100% 的两个剂量。

6. 根据预实验结果，按照死亡率为 0 和 100% 的含菌量之间的等比数列，选择设定 6 个稀释度的菌悬液，将各剂量分别腹腔注射小鼠 10 只，观察 10d，每天记录各剂量组小鼠的死亡数及存活数。

（三）结果统计

统计各剂量组小鼠 10d 内的死亡数及存活数，按照以下公式计算：$LD_{50}=A+(B-A)\times(50-C)/(D-C)$，其中 A 为仅小于 50% 的一组所用剂量、B 为仅大于 50% 的一组所用剂量、C 为小于 50% 的各组累计死亡率、D 为大于 50% 的各组累计死亡率。

附　录

附录一　布鲁氏菌病实验室检测的相关标准性文件

WS 269—2019《布鲁氏菌病诊断》
GB/T 18646—2018《动物布鲁氏菌病诊断技术》
NY/T 541—2016《兽医诊断样品采集、保存与运输技术规范》

附录二　布鲁氏菌生物安全实验室操作规范

所有实验活动应遵守《中华人民共和国生物安全法》《病原微生物实验室生物安全管理条例》。2023 版《人间传染的病原微生物目录》规定布鲁氏菌的危害程度分类为第二类，该目录对布鲁氏菌相关实验活动所需的实验室等级做出了相关要求。

一、BSL-3 实验室个人防护措施

在不同等级的实验室中进行实验操作有不同的个体防护装备（personal protective equipment，PPE）使用原则，实验操作人员需佩戴相应的 PPE。

1. BSL-1 实验室　在 BSI-1 实验室进行有害材料操作时应戴手套，穿戴工作服，根据风险评估结果，必要时，如从液氮中取物品、超声处理、细胞破碎处理等，需戴面屏、口罩或眼罩、耳部防护用品等。操作具有腐蚀性或刺激性化学物品时，应在通风橱（柜）内进行，实

验人员应佩戴防酸碱手套,必要时加防酸碱围裙、防酸碱鞋、防毒口罩/面屏等。

2. BSL-2 实验室　在 BSL-2 实验室进行病原微生物实验操作时,除符合 BSL-1 实验室的 PPE 要求外,还需根据风险评估结果,佩戴医用外科口罩或 N95 以上医用防护口罩,穿实验室用工作服、后系带式手术服或医用防护服,必要时可佩戴双层手套、面屏或护目镜、专用鞋或鞋套。

3. BSL-3 实验室　在 BSL-3 实验室进行病原微生物实验操作时,应根据风险评估结果确定个人防护装备的配置及使用程序。PPE 包括 N95 或以上医用防护口罩、眼罩或防护面屏、一次性医用防护服、双层手套、一次性帽子、工作鞋、鞋套或靴套。必要时使用正压呼吸装置、防水围裙等。有特殊实验操作时可加戴其他防护用品。在外层医用防护服内,穿着可重复使用的工作服(如棉质长袖分体工作服)。

二、消毒与灭菌

布鲁氏菌病现场消毒和实验室消毒及应急处置方法。

(一)常用消毒方法

1. 喷雾消毒法　一般适用于台(桌)面、地面、墙面和喷洒可及的物品表面等的消毒。

2. 浸泡消毒法　一般适用于防护服、器具、器件等的消毒。常用的消毒剂有 0.2% 新洁尔灭溶液、0.2%~0.5% 过氧乙酸溶液、1:100 的"84"消毒液、2%~3% 的氢氧化钠溶液等。

3. 紫外线灯消毒法　用紫外线灯对空气和物体表面进行消毒。在室内安装紫外线灯消毒时,灯管以不超过地面 2m 为宜,灯管周围 1.5~2m 处为消毒有效范围。被消毒物表面与灯管相距以不超过 1m 为宜。紫外线灯的功率,按每 0.5~1m^2 房舍面积计算,不得低于 4W/m^2。

4. 熏蒸消毒法　甲醛和高锰酸钾按 2:1 混合,即每立方米 40%

甲醛（福尔马林）水溶液 30ml，加入高锰酸钾 15g 发生反应，产生气体，经过一定时间的熏蒸而起到杀灭布鲁氏菌的目的。

5. 火焰消毒法　实验室器件、器具及废弃物品可以直接焚烧或用火焰枪消毒。

（二）现场消毒

1. 场地消毒　地面、圈舍消毒按照《布鲁氏菌病防治技术规范》有关规定进行。

2. 设施设备及运输工具消毒　按照《布鲁氏菌病防治技术规范》有关规定分别对金属设施、设备及运输工具做好相应的消毒工作。

3. 人员防护用品消毒　按照有关规定对布鲁氏菌污染的衣物或接触疫苗的人员所穿工作服、帽，污染的手套、靴子等进行消毒。按照《布鲁氏菌病防治技术规范》或 GB/T 26366—2021 的有关要求做好耐热、耐湿纺织品的消毒；按照 GB/T 26366—2021、GB/T 26371—2020、GB 18281.2—2015 有关要求做好不耐热制品的消毒。

4. 废弃物及污染物消毒

（1）病畜的粪尿：按照《布鲁氏菌病防治技术规范》或 GB 28233—2020 有关规定做好粪尿的消毒工作，无害化处理符合 GB 7959—2012、GB 18596—2001 的有关要求。

（2）病畜污染的饲料、垫料和垃圾：按照《布鲁氏菌病防治技术规范》有关规定做好无害化处理工作，排放标准符合 GB 18596—2001 的有关要求。

5. 污染水体消毒　参照 DB31/T 432—2017 有关要求对污水进行消毒，排放标准符合 GB 18596—2001 的有关要求。

（三）实验室消毒及实验室安全事故现场处置

1. 布鲁氏菌病实验室日常消毒

（1）布鲁氏菌病实验室应建立日常消毒制度，定期进行消毒处理，并设专人负责监督检查消毒情况。

（2）实验室内常备有75%酒精、消毒槽（池）、消毒缸、喷雾器，并备有足量的0.2%新洁尔灭溶液等。

（3）实验室使用前后应开启紫外线消毒装置进行空气消毒，照射时间不低于30min。

（4）进行细菌试验操作时，用0.2%新洁尔灭溶液浸湿毛巾铺在工作台面上，工作结束后，用0.2%新洁尔灭溶液擦拭台面，将毛巾和废弃物一起浸泡在盛有0.2%新洁尔灭溶液消毒缸内12h以上，然后再进行高压消毒。

（5）不能用消毒液消毒的仪器设备用75%的酒精棉擦拭3次以上。

2. 实验室清场消毒

（1）将实验区内的污染材料按照《废弃物处理规定》进行集中高压处理。

（2）用新鲜配制的0.2%新洁尔灭溶液擦拭工作台面、生物安全柜内壁及台面。

3. 实验室安全事故现场处置　工作人员发生意外事故，如针刺损伤、玻璃碎片扎伤，菌种滴溅及体表或口鼻眼内，或污染实验台面等，这些事故均被视为安全事故，工作人员应立即进行紧急医学处置。根据生物安全危害度和暴露程度，现场初步评估职业暴露危害程度和选择处理方式。对污染区域进行有效的控制，最大限度地清除和控制污染物对周围环境的污染和扩散；进行暴露人员的医学观察等原则和步骤进行处理。

（1）制定实验室应急处置预案，以便在遇到突发事件时，对实验室安全事故进行处置。

（2）建立意外事故登记表，详细记录事故发生的时间、地点及经过，暴露方式，损伤的具体部位、程度等，接触物种类（菌液、菌种）的情况，处理方法及处理经过等。

（3）记录对暴露现场和周围环境防控污染的方法，实施形式，人员、范围,评估防控处理的效果;总结和评估试验操作等过程存在的失误和整改措施。

(4)一般性的小型事故可在紧急医学处置后,立即向实验室负责人和实验室生物安全领导小组报告事故情况和处理方法,及时发现处理中的疏漏之处,使处理结果尽量完善妥当。

(5)发生重大事故时,在进行紧急医学处置的同时,要立即向实验室负责人和实验室生物安全领导小组报告情况,立即对现场进行紧急处理,对职业暴露的危害性和对暴露人员的伤害程度进行评估,并同时进行医学观察。

(6)实验室意外事故处置方法

1)化学污染:立即用流动清水冲洗被污染部位,立即到急诊室就诊,根据造成污染的化学物质的不同性质用药。在发生事件后的12h内向实验室负责人汇报。

2)针刺伤,玻璃碎片扎伤:被污染的针头、玻璃碎片或其他锐器刺伤后,应立即用力捏住受伤部位,向离心方向挤出伤口的血液,不可来回挤压,同时用流动水冲洗伤口。用75%酒精消毒伤口,并用防水敷料覆盖,意外受伤后必须在12h内向实验室负责人汇报。

3)皮肤、黏膜和角膜被污染:皮肤若意外接触到菌液或其他化学物质时,应立即用肥皂和流动水冲洗。黏膜和角膜若意外进入菌液或其他化学物质时,应立即用大量清水或生理盐水冲洗。并及时到急诊室就诊,请专科医生诊治。在12h内向实验室负责人汇报。

附录三　试验材料、试剂制备

一、布鲁氏菌基础培养基（商品布鲁氏菌琼脂培养基按商品说明书配制）

琼脂	15g
蛋白胨	10g
氯化钠	5g
酵母浸出物	5g
双蒸水	1 000ml

上述成分混合，加热使琼脂融化，在 25℃下调 pH 至 7.44 ± 0.2，然后置 121℃高压灭菌 15min。

二、布鲁氏菌琼脂平板培养基

布鲁氏菌基础培养基配制完成，高压灭菌后，倒入已经灭菌过的平皿，待凝固后，制成布鲁氏菌琼脂平板培养基，保存备用。

三、布鲁氏菌琼脂斜面培养基

配制布鲁氏菌基础培养基后，将其分装到玻璃试管中，高压灭菌后，试管斜放使试管内培养基成一斜面，斜面长度大概占试管长度 2/3，待凝固后，制成布鲁氏菌琼脂斜面培养基，保存备用。

四、布鲁氏菌肉汤培养基

按照商品布鲁氏菌肉汤培养基说明书配制。

五、布鲁氏菌半固体培养基

在布鲁氏菌肉汤培养基基础上加入琼脂，琼脂最终浓度为 0.7%，配制后分装玻璃试管，高压灭菌，制成布鲁氏菌半固体培养基,保存备用。

六、双相培养基

先按照布鲁氏菌基础培养基配制方法制成斜面培养基（可以使用三角烧瓶、试管或者其他可用于培养、可以高压的玻璃瓶），然后无菌加入一定量的布鲁氏菌肉汤培养基,肉汤占斜面的 1/3~1/2 部位,制成既有固相琼脂,又有液相肉汤的培养基,保存备用。

七、血清葡萄糖培养基

将基础培养基融化,冷却至 50℃,加入除菌并灭活的马或小牛血清以及除菌的葡萄糖溶液,使血清的终浓度为 5%,葡萄糖的终浓度为 1%。

八、布鲁氏菌选择培养基

在 1 000ml 血清葡萄糖培养基中加入下列成分,即为选择培养基。

万古霉素（Vancomycin）	20mg
制霉菌素（nystatin）	1 000 000IU
黏菌素（Colistin）	7.5mg
呋喃妥因（Nitrofurantoin）	10mg
两性霉素 B（Amphotericin B）	4mg

九、硫乙醇酸盐流体培养基

胰酪蛋白胨	15.0g
酵母提取粉	5.0g
无水葡萄糖	5.0g
硫乙醇酸钠（或硫乙醇酸）	0.5g（或 0.3ml）
L- 半胱氨酸盐酸盐（或 L- 胱氨酸）	0.5g
氯化钠	2.5g

新配制的 0.1% 刃天青溶液	1.0ml
琼脂	0.75g
纯化水（灭菌后 pH 为 6.9~7.3）	加至 1 000ml

除葡萄糖和 0.1% 刃天青溶液外，将上述成分混合，加热溶解，然后加入葡萄糖和 0.1% 刃天青溶液，摇匀，将加热的培养基放至室温，用 1.0mol/L 氢氧化钠溶液调 pH，使灭菌后的培养基 pH 为 6.9~7.3，分装，116℃灭菌 30min。若培养基氧化层（粉红色）的高度超过培养基深度的 1/3，须用水浴或自由流动的蒸汽加热驱氧，至粉红色消失后，迅速冷却，只限加热 1 次，并防止污染。

十、酪胨琼脂培养基

胰酪蛋白胨	15.0g
酵母浸出粉	5.0g
无水葡萄糖	5.0g
L- 半胱氨酸盐酸盐（或 L- 胱氨酸）	0.5g
氯化钠	2.5g
琼脂	12.0g
纯化水	加至 1 000ml

除葡萄糖外，将上述成分混合，加热溶解，然后加入葡萄糖，混匀，将加热的培养基放至室温，用 1.0mol/L 氢氧化钠溶液调 pH，使灭菌后的培养基 pH 为 6.9~7.3，分装，116℃灭菌 30min。

十一、胰酪大豆胨液体培养基配方

葡萄糖（含 1 个结晶水）	2.5g
胰酪蛋白胨	17.0g
大豆粉木瓜蛋白酶消化物（大豆胨）	3.0g
磷酸氢二钾（含 3 个结晶水）	2.5g
氯化钠	5.0g
纯化水（灭菌后 pH 为 7.1~7.5）	加至 1 000ml

将上述成分混合,微热溶解,将培养基放置室温,调整 pH,使灭菌后的培养基 pH 为 7.1~7.5,分装,116℃灭菌 30min。

十二、结晶紫原液配制

A 液:结晶紫 2.0g 溶于 20ml 无水乙醇中。

B 液:草酸铵 0.8g 溶于 80ml 纯化水或蒸馏水中。

将 A 液和 B 液混合即为原液。使用前,用纯化水或蒸馏水将原液作 40 倍稀释。

十三、硝酸铅滤纸条制备

将普通滤纸剪成长 7~8cm,宽 0.8~1.0cm 小条,经灭菌后浸泡在 10% 硝酸铅水溶液中 24h,取出放灭菌的方盘中,温箱烤干。

十四、硫堇、碱性复红滤纸片制备

基础液配制:称取 0.1g 硫堇和碱性复红,分别放入玛瑙乳钵中仔细研磨,加少许无水乙醇再仔细研磨。每种颜料共加无水乙醇 20ml,把颜料分别洗入棕色瓶中,置室温下 2~3d,使颜料充分溶解,然后各瓶加入 90ml 蒸馏水,充分混匀。置于 4℃普通冰箱冷藏保存备用,可长期保存,保存时间长达数年。

将一定数量直径 5mm 消过毒的灭菌滤纸片放在盛有硫堇和碱性复红基础液中浸泡 2d 后取出,在灭菌的平皿中分散摊开,置 37℃温箱中烤干收取备用。

附录四　布鲁氏菌菌种运输、保藏及复苏

一、布鲁氏菌(标本)的运输

布鲁氏菌是高致病性病原菌,收集单位向上级单位运送菌株(标本)应当按照《中华人民共和国传染病防治法》《病原微生物

实验室生物安全管理条例》《可感染人类的高致病性病原微生物菌（毒）种或样本运输管理规定》和《人间传染的病原微生物菌（毒）种保藏机构管理办法》相关要求进行。

二、布鲁氏菌菌种保存

1. 配制含 30% 甘油的脑心浸液培养基，高压灭菌后分装于密封的螺口管内，4℃保存。

2. 将鉴定好的布鲁氏菌接种于布氏琼脂斜面，37℃培养 48h。

3. 在新鲜培养的培养管中加入脑心浸液甘油培养基，配制成细菌 2×10^{10}~3×10^{10} 个 /ml 的悬液。

4. 每管菌悬液可分装多管，每管为 0.25~0.50ml，密封后置于冷冻盒中，贮存于 –80℃冰箱，长期保存。

5. 混悬菌液、分装菌液的过程中容易造成菌液溢出和气溶胶。在操作时，小心谨慎，避免管装过满，不能超过容积的 1/2。在抽取菌液时，动作要轻柔。

三、液体保存的菌种复苏

取出冷冻保存的菌种管，放在生物安全柜内融化后，即刻打开菌种保存管，用接种环钩取菌液接种于布氏琼脂斜面培养基上。放置于 37℃，5%~10% 的 CO_2 培养箱中，培养期间观察菌株生长情况。有剩余菌液的菌种管及时放入 –80℃冰箱继续保存。

附录五　样本处理流程

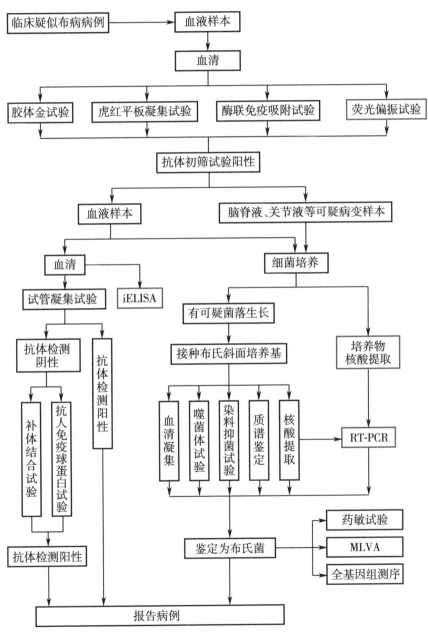

附图 5-1　布鲁氏菌病检测流程图

附录六　病原体多重核酸高通量检测实验步骤（湿实验）

附表 6-1　病原体多重核酸高通量检测实验步骤（湿实验）

标本前处理	血液	血浆分离：4℃ 1 600g 离心 10min，分别吸取 200μl 上清液至 2 个 1.5ml EP 管（其中一个含有 UMSI）中。 溶血标本，提取纯化核酸需要用吸附柱过两遍，第一遍过柱正常提取，第二遍过柱用第一遍提取的 60μl 核酸 +500μl BUFFER AW1 混匀后一起 8 000r/min 离心 1min，后续按照流程正常提取。
	脑脊液	轻摇混匀标本，分别吸取 2 个 200μl 至 2 个 1.5ml EP 管（其中一个含有 UMSI）中（若样本不足 400μl 可以吸取 1 个 200μl 至 1.5ml EP 管）。 若脑脊液标本为血性标本，13 000r/min 离心 10min，弃上清液，加入 1ml 生理盐水重悬，13 000r/min 离心 10min，弃上清液。必要时重复上述步骤直至上清液澄清，弃上清液后加入 400μl 生理盐水，混匀后分别吸取 2 个 200μl 至 2 个 1.5ml EP 管（其中一个含有 UMSI）中。
	痰液	浓稠痰液液化：按照痰液：胰酶液化液 =1∶（2~3）进行液化，37℃金属浴 5~15min，标本不浓稠可不用液化，液化后吸取 200μl 标本至 1.5ml EP 管（含 UMSI）中。
	肺泡灌洗液	轻摇混匀标本，吸取 200μl 标本至 1.5ml EP 管（含 UMSI）中。
	胸腹水	将胸腹水标本转移至无菌离心管中，800g 离心 20min（升降速度为 1），取全部上清液转移至无菌离心管中，再从中取 1ml 上清液 13 000r/min 离心 10min，弃 800μl 上清液，剩余 200μl 标本至 1.5ml EP 管（含 UMSI）中。 若胸腹水标本为血性标本，13 000r/min 离心 10min，弃上清液，加入 1ml 生理盐水重悬，13 000r/min 离心 10min，弃上清液。必要时重复上述步骤直至上清液澄清，弃上清液后加入 200μl 生理盐水，混匀后吸取全部标本至 1.5ml EP 管（含 UMSI）中。

标本前处理	拭子标本	1. 有保存液的拭子标本,吸取保存液吹打粘取标本的拭子棉头后吸取 200μl 标本至 1.5mlEP 管(含 UMSI)中,旋紧管盖; 2. 没有保存液的拭子标本,加入 1~2mlPBS 缓冲液并吹打粘取标本的拭子棉头,吸取 200μl 标本至 1.5ml EP 管(含 UMSI)中。
	新鲜组织标本处理	用手术刀片切成组织碎块后,挑取绿豆大小进 1.5ml 管中,往 1.5ml 管中加入 100μlPBS 缓冲液,用天根电动研磨仪研磨,将研磨好的组织依据需要量补 PBS 缓冲液,取 200μl 转至 1.5ml EP 管(含 UMSI)中
标本提取	实验步骤(experimental procedure)	

1. 每 200μl 样本中添加 5.6μl R Carrier RNA 和 560μl BUFFER AVL,振荡 15s,室温放置 10min(注:BUFFER AVL∶R Carrier RNA=100∶1,R Carrier RNA 不能反复冻融 3 次)呼吸道标本,如肺泡灌洗液和痰标本只需要添加 560μl BUFFER AVL,不需要加入 R Carrier RNA。
2. 短暂离心 5s,加入 560μl 无水乙醇,白细胞样本直接加入 1ml 无水乙醇,轻轻颠倒混匀(切勿剧烈振荡)后短暂离心。
3. 短暂离心 5s,转移上述液体 640μl 至吸附柱中,8 000r/min 离心 1min,分批转移上述全部液体。
4. 加入 500μl 配制好的 BUFFER AW1 到吸附柱中,8 000r/min 离心 1min,弃去收集管,换新的 2ml 收集管。
5. 加入 500μl 配制好的 BUFFER AW2 到吸附柱中,13 000r/min 离心 1min,弃去收集管,换新的 2ml 收集管。
6. 空甩:13 000r/min 离心 3min。
7. 环吸,将吸附柱置于事先准备好干净的 1.5ml 离心管上,开盖晾干 1min。
8. 在膜中央加入 60μl BUFFER AVE,盖紧 EP 管盖放置 1min,8 000r/min 室温离心 1min,收集液体。
9. 若脑脊液样本只吸取了 200μl 原始标本提取,则在膜中央加入 40μl BUFFER AVE,盖紧 EP 管盖放置 1min,8 000r/min 室温离心 1min,收集液体,然后将洗脱下来的 40μl 核酸溶液再次加入到膜中央,盖紧 EP 管盖放置 1min,8 000r/min 室温离心 1min,收集液体。

核酸定量	使用 Nano-300 微量分光光度计进行浓度及 260/280 测定。

续表

核酸转移	吸取 25μl 提取好的 RNA 至 PCR 管或 8 连管中,注意复核样本编号。				

RNA 前处理	反应体系	单个用量 /μl	个数	总量 /μl	单 Mix/μl
	总 RNA	25	单加		
	RNA Mix 1（A-101）/前处理液	2			75
	RNA Mix 2（A-102）/保护剂	2			
	RNA Mix Buffer（A-103）/前处理缓冲液	10			
	NF 水	61			
	Total volume		100		
	PCR 仪：37℃,10min,4℃,hold,（4℃勿超过 10min）（须预热）				

RNA 纯化	1. RNA 磁珠平衡至室温使用	7. 室温烘干至磁珠表面哑光	
	2. 使用 2×（200μl）RNA 磁珠纯化	8. 加 20μl 缓冲液 1 洗脱	
	3. RNA 磁珠与样品混合振荡,室温孵育静置 5min	9. 吹打混匀,静置 2min	
	4. 短暂离心,上磁力架 3min,弃去上清液	10. 上磁力架 2min,收集 16μl 上清液转移至干净的 PCR 管	
	5. 加入 NF 水配制的 80% 乙醇 300μl,转管 1 周,弃去上清液	11. 对于非血液样本,每管中加入 1μl 的 Probes/ 释放剂;血液样本中勿加	
	6. 重复步骤 5 一次,瞬离,弃去残余乙醇		

杂交	血液	72℃，3min；4℃，forever，须盖上热盖；（须预热）			
	非血液	75℃，2min；70℃，2min；65℃，2min；60℃，2min；55℃，2min；37℃，5min；25℃，5min；4℃，forever，须盖上热盖；（须预热）			
	反应结束后立即置于冰上				
一链合成	反应体系	单个用量/μl	个数	总量/μl	单 Mix/μl
	杂交后的RNA 溶液	17/16	单加		
	缓冲液 2	6			8
	链酶混合液 1	2			
	Total volume	25			
	PCR 仪：25℃，10min → 42℃，15min → 70℃，15min → 4℃，forever，须盖上热盖；				
二链合成	反应体系	单个用量/μl	个数	总量/μl	单 Mix/μl
	一链合成产物	25			
	缓冲液 3	25			40
	链酶混合液 2	15			
	Total volume	65			
	PCR 仪：16℃，15min；4℃，forever，需盖上热盖				
	操作人：	复核人：			
二链产物纯化	1. DNA 磁珠室温平衡 30min，使用前混匀	6. 重复步骤 5 一次，瞬离，弃残余乙醇			
	2. 使用 2×（130μl）DNA 磁珠纯化	7. 混匀仪上 37℃烘干至磁珠表面哑光			
	3. 磁珠与样品混合振荡，室温静置 5min	8. 加 14μl NF 水洗脱			
	4. 上磁力架 3min，弃去上清液	9. 吹打混匀，静置 2min			
	5. 加入 80% 乙醇 200μl，转管 2周，弃去上清液	10. 上磁力架 2min，收集 11μl 上清液至新 PCR 管中			

续表

片段化	反应体系	单个用量 / μl	个数	单组份总量	单 Mix/μl
	ds DNA 溶液	11		单加	
	10X 反应缓冲液 / 标记缓冲液	4			9
	片段化酶 / 标记酶	5			
	Total volume			20	
	PCR 仪：55℃，10min；4℃，forever，须盖上热盖。				
终止反应	反应体系	单个用量 / μl	个数		单 Mix/μl
	片段化后 DNA 溶液	20		单加	
	终止液	5		单加	
	Total volume			25	
	混匀后室温静置 5min。				
PCR	反应体系	单个用量 / μl	个数	单组份总量	单 Mix/μl
	终止反应后 DNA 溶液	25		单加	
	tr-N7XX	2		单加	
	扩增缓冲液	10			23
	扩增酶	1			
	NF 水	12			
	Total volume			50	
	PCR 程序：72℃，3min；98℃，30s；（98℃，15s；60℃，30s；72℃，30s，）17 cycles；72℃，5min；4℃，forever，须盖上热盖。				

PCR后纯化	1. DNA磁珠室温平衡30min,使用前混匀	6. 重复步骤5一次,瞬离,弃残余乙醇
	2. 使用0.9×(45μl)DNA磁珠纯化	7. 混匀仪上37℃烘干至磁珠表面哑光
	3. 磁珠与样品混合振荡,室温静置5min	8. 加20μl NF水洗脱
	4. 上磁力架3min,弃去上清液	9. 吹打混匀,静置2min
	5. 加入80%乙醇200μl,转管2周,弃去上清液	10. 上磁力架2min,收集18μl上清液至新PCR管中
	测浓度:□ Qubit HS　　　　　□其他检测方法_____	

参考文献

［1］CARLESSON H，HURVELL B，LINDBERG A．Enzyme linked immunosorbent assay for titration of antibodies against Brucella abortus and Yersinia enterocolitica［J］．Acta Pathol Microbio Scand，1976，84：168-176.

［2］DONG S B，XIAO D，LIU J Y，et al．Fluorescence polarization assay improves the rapid detection of human brucellosis in China［J］．Infect Dis Poverty，2021，10：46.

［3］刘志国,任清华,王妙,等.布病特异性血清学检测技术应用概述［J］.中国人兽共患病学报,2013,29（10）:1026-1031.

［4］LUCERO N E，ESCOBAR G I，AYALA S M，et al．Fluorescence polarization assay for diagnosis of human brucellosis［J］．J Med Microbiol，2003，52（10）：883-887.

［5］KONSTANTINIDIS A，MINAS A，POURNARAS S，et al．Evaluation and comparison of fluorescence polarization assay with three of the currently used serological tests in diagnosis of human brucellosis［J］．Eur J Clin Microbiol Infect Dis，2007，26（10）：715-721.

［6］KOJABAD A A，FARZANEHPOUR M，GALEH H E G，et al．Droplet digital PCR of viral DNA/RNA，current progress，challenges，and future perspectives［J］．J Med Virol，2021，93（7）：4182-4197.

［7］POH T Y，ALI N A T B M，CHAN L L Y，et al．Evaluation of Droplet Digital Polymerase Chain Reaction（ddPCR）for the absolute quantification of aspergillus species in the human airway［J］．Int J Mol Sci，2020，21（9）：3043.

［8］ZHU H，ZHANG H，XU Y，et al．PCR past，present and future［J］．Biotechniques，2020，69（4）：317-325.

［9］ NOTOMI T, OKAYAMA H, MASUBUCHI H, et al. Loop-mediated isothermal amplification of DNA［J］. Nucleic Acids Res, 2000, 28（12）: E63.

［10］ LI S, LIU Y, WANG Y, et al. Lateral flow biosensor combined with loop-mediated isothermal amplification for simple, rapid, sensitive, and reliable detection of *Brucella* spp［J］. Infect Drug Resist, 2019, 12: 2343-2353.

［11］ WANG Y, WANG Y, MA A J, et al. Rapid and sensitive isothermal detection of nucleic-acid sequence by multiple cross displacement amplification［J］. Sci Rep, 2015（5）: 11902.

［12］ LI S, LIU Y, WANG Y, et al. Rapid detection of *Brucella* spp. and elimination of carryover using multiple cross displacement amplification coupled with nanoparticles-based lateral flow biosensor［J］. Front Cell Infect Microbiol, 9: 78.

［13］徐健皓. 基于 RPA/CRISPR 的病原细菌快速检测平台的建立［D］. 福州: 福建农林大学, 2022.

［14］ XU J, MA J, LI Y, et al. A general RPA-CRISPR/Cas12a sensing platform for *Brucella* spp. detection in blood and milk samples［J］. Sens Actuators B Chem, 2022: 364.

［15］黄明耀, 梁文立, 吴婉婷, 等. 应用 CRISPR/Cas13a 快速鉴定布鲁氏菌［J］. 中国人兽共患病学报, 2021, 37（5）: 426-429.

［16］李学洋. 基于 CRISPR/Cas 系统对牛布鲁氏菌快速检测及基因分型方法的建立［D］. 呼和浩特: 内蒙古大学, 2022.

［17］李兰玉, 邱海燕, 尚德秋. 牛种布鲁氏菌 31KDa 蛋白基因引物的 PCR 试验（Ⅰ）［J］. 中国地方病防治杂志, 2000, 15（4）: 196-198.

［18］姜海, 崔步云. 聚合酶链反应检测布鲁杆菌的研究进展［J］. 中华地方病学杂志, 2011, 30（4）: 470-472.

［19］ BOUNAADJA L, ALBERT D, CHÉNAIS B, et al. Real-time PCR for identification of *Brucella* spp.: A comparative study of IS711, bcsp31 and per target genes［J］. Vet Microbiol, 2009, 137（1/2）: 156-164.

［20］ MUKHERJEE F, JAIN J, PATEL V, et al. Multiple genus-specific markers in PCR assays improve the specificity and sensitivity of diagnosis of brucellosis in field animals[J]. J Med Microbiol, 2007, 56(10): 1309-1316.

[21] 刘志国, 罗成旺, 张利, 等. 多重荧光定量PCR方法鉴定布鲁氏菌属及牛羊种布鲁氏菌研究[J]. 中国人兽共患病学报, 2012, 28(9): 869-874.

[22] 田国忠, 朴东日, 赵鸿雁, 等. 实时荧光定量PCR检测布鲁氏菌核酸DNA的应用评价[J]. 疾病监测, 2019, 34(5): 451-454.

[23] BRICKER B J, HALLING S M. Differentiation of Brucella abortus bv. 1, 2, and 4, Brucella melitensis, Brucella ovis, and Brucella suis bv. 1 by PCR.[J]. J Clin Microbiol, 1994, 32(11): 2660-2666.

[24] 姜海, 崔步云, 赵鸿雁, 等. AMOS-PCR对布鲁氏菌种型鉴定的应用[J]. 中国人兽共患病学报, 2009, 25(2): 107-109.

[25] 钟旗, 范伟兴, 何倩倪, 等. 用AMOS-PCR对布鲁氏菌种型鉴定的研究[J]. 中国人兽共患病学报, 2007, 23(7): 683-686.

[26] PROBERT W S, SCHRADER K N, KHUONG N Y, et al. Real-time multiplex PCR assay for detection of Brucella spp. B. abortus, and B. melitensis[J]. J Clin Microbiol, 2004, 42(3): 1290-1293.

[27] ABDEL-GLIL M Y, THOMAS P, BRANDT C, et al. Core genome multilocus sequence typing scheme for improved characterization and epidemiological surveillance of pathogenic Brucella[J]. J Clin Microbiol, 2022, 60: e0031122.

[28] FOSTER J T, BECKSTROM-STERNBERG S M, PEARSON T, et al. Whole-genome-based phylogeny and divergence of the genus Brucella[J]. J Bacteriol, 2009, 191(8): 2864-2870.

[29] ASHFORD R T, MUCHOWSKI J, KOYLASS M, et al. Application of Whole Genome Sequencing and Pan-Family Multi-Locus Sequence Analysis to Characterize Relationships Within the Family Brucellaceae[J]. Front Microbiol, 2020, 14, 11: 1329.

[30] BANKEVICH A, NURK S, ANTIPOV D, et al. SPAdes: a new genome assembly algorithm and its applications to single-cell sequencing[J]. J Comput

Biol, 2012, 19（5）: 455-477.

　　［31］XIAO D, YE C, ZHANG H, et al. The construction and evaluation of reference spectra for the identification of human pathogenic microorganisms by MALDI-TOF MS［J］. PLoS One, 2014, 9（9）: e106312.

　　［32］MESUREUR J, AREND S, CELLIÈRE B, et al. MALDI-TOF MS database with broad genus coverage for species-level identification of Brucella ［J］. PLoS Negl Trop Dis, 2018, 2（10）: e0006874.

　　［33］CELESTINO C A, ROCCA M F, AYALA S M, et al. First Argentine database for the accurate identification of Brucella to species level by MALDI-TOF MS［J］. Acta Trop, 2023, 248: 107036.

　　［34］DEMATHEIS F, WALTER M C, LANG D, et al. Machine learning algorithms for classification of MALDI-TOF MS spectra from phylogenetically closely related species *Brucella* melitensis, *Brucella* abortus and *Brucella* suis［J］. Microorganisms, 2022, 10（8）: 1658.

　　［35］INAL N, HAZIROLAN G. Misidentification of *Brucella* melitensis as Octrobactrum deajoenense with MALDI-TOF MS: A report of three cases ［J］. Enferm Infecc Microbiol Clin（Engl Ed）, 2022, 40（4）: 210-212.

　　［36］Khaliulina Ushakova T, Perera Lerin A I, Sahagún Pareja J, et al. Identification of *Brucella* melitensis as *Ochrobactrum* anthropi by MALDI-TOF MS［J］. Rev Esp Quimioter, 2020, 33（3）: 223-224.

　　［37］GRILLÓ M J, BOSSERAY N, BLASCO J M. In vitro markers and biological activity in mice of seed lot strains and commercial *Brucella* melitensis Rev.1 and *Brucella* abortus B19 vaccines［J］. Biologicals, 2002, 28（2）: 119-127.

　　［38］中国兽药典委员会. 中华人民共和国兽药典［M］. 北京: 中国农业出版社, 2020.

　　［39］毛开荣. 动物布鲁氏菌病诊断技术［M］. 北京: 中国农业出版社, 2014.

　　［40］刘秉阳. 布鲁氏菌病学［M］. 北京: 人民卫生出版社, 1989.

　　［41］丁家波, 王芳, 杨宏军, 等. 一株中等毒力牛种布鲁氏菌的鉴定和毒

力测定［J］.中国农业科学,2014,47(13):2652-2658.

［42］杨晓彤,张莹辉,李巧玲,等.布鲁氏菌粗糙型 RA343 株与光滑型 A19 株免疫小鼠后特异性 T 细胞和抗体动态变化分析［J］.微生物学通报,2022,49(7):2700-2714.

［43］彭小薇,吴方达,刘郁夫,等.牛种布鲁氏菌 clpP 基因缺失株的毒力和免疫保护力评价［J］.中国动物检疫,2019,36(11):59-64.

［44］魏东,李天柱,陈成,等.布氏菌 104M 变异株毒力及保护力研究［J］.微生物学免疫学进展,2017,45(4):13-16.

［45］朱良全.布鲁氏菌病活疫苗 S2 株小鼠评价模型构建及其鉴别抗原筛选［D］.北京:中国农业大学,2016.

［46］程君生,吴梅花,赵丽霞,等.三种布鲁氏菌病疫苗株的毒力比较［J］.中国兽药杂志,2012,46(9):1-3.

［47］刘文江.半数致死量的测定及三种计算方法的比较［J］.西北国防医学杂志,1984(2):162-164.

［48］赵云,胡森,乔祖建,等.布鲁氏菌 M28 强毒株 O 抗原聚合酶基因缺失株的构建及其毒力评价［J］.中国预防兽医学报,2013,35(3):197-201.

［49］程君生,彭小兵,毛开荣,等.2308、M28、S1330 三株不同种布鲁氏菌的毒力测定［J］.中国兽药杂志,2010,44(12):29-31.